PATHOLOGIE UND KLINIK

IN EINZELDARSTELLUNGEN

HERAUSGEGEBEN VON

R. HEGGLIN
ZÜRICH

F. LEUTHARDT
ZÜRICH

R. SCHOEN
GÖTTINGEN

H. SCHWIEGK
MÜNCHEN

H. U. ZOLLINGER
ST. GALLEN

BAND IX

KLINISCHE PHYSIOLOGIE UND PATHOLOGIE DES WASSER- UND SALZHAUSHALTES

MIT BESONDERER BERÜCKSICHTIGUNG DER BEZIEHUNGEN

ALDOSTERON · ÖDEME · DIURETICA

VON

WALTER SIEGENTHALER

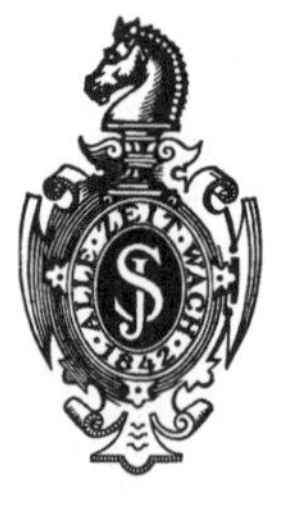

SPRINGER-VERLAG
BERLIN · GÖTTINGEN · HEIDELBERG
1961

KLINISCHE PHYSIOLOGIE UND PATHOLOGIE DES WASSER- UND SALZHAUSHALTES

MIT BESONDERER BERÜCKSICHTIGUNG DER BEZIEHUNGEN

ALDOSTERON · ÖDEME · DIURETICA

VON

DR. WALTER SIEGENTHALER

PRIVATDOZENT

OBERARZT DER MEDIZINISCHEN POLIKLINIK DER UNIVERSITÄT ZÜRICH

MIT EINEM GELEITWORT VON

PROF. R. HEGGLIN

MIT 37 ABBILDUNGEN

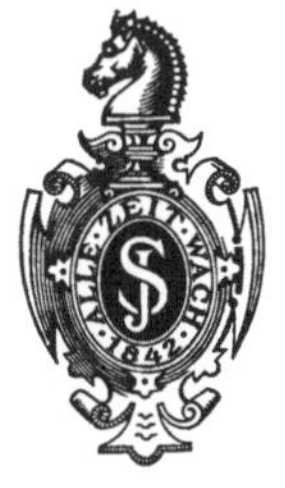

SPRINGER-VERLAG

BERLIN · GÖTTINGEN · HEIDELBERG

1961

ISBN-13: 978-3-642-94831-2   e-ISBN-13: 978-3-642-94830-5
DOI: 10.1007/978-3-642-94830-5

Geleitwort

Die Probleme des Wasserstoffwechsels haben in der Klinik eine zunehmende Bedeutung erlangt. Sie beschränken sich nicht mehr auf die eigentlichen Ödemkrankheiten, sondern spielen auch bei vielen anderen krankhaften Zuständen eine wichtige Rolle. Durch die Erkenntnis, daß das Nebennierenrindenhormon Aldosteron an der Regulation des Wasserhaushaltes maßgeblich beteiligt ist, wurde die Forschung auf diesem Gebiet stark angeregt. Sie versuchte in den letzten Jahren die Stellung des Aldosterons in der Pathologie und ihre Möglichkeiten bei der Behandlung von Krankheiten festzulegen.

Die Monographie von Herrn Privatdozent Dr. W. SIEGENTHALER, welcher sich mit seinem Mitarbeiter Dr. B. TRUNIGER durch eigene Untersuchungen um die Klärung der klinischen Aldosteron-Fragen bemüht hat, faßt die gegenwärtigen Kenntnisse zusammen. Sie hilft in klarer Übersicht allen an diesen Problemen Interessierten, den derzeitigen Wissensstand zu vermitteln und Aussichten auf zukünftige Entwicklungen zu eröffnen. Das Buch ist aus der Klinik für die Ärzte geschrieben und wird auch von jenen begrüßt werden, welche sich bisher nicht näher mit diesen Fragen beschäftigt haben. Mit besonderer Sorgfalt wurde das Kapitel über die Pathogenese der Ödeme bearbeitet und versucht, die tierexperimentellen Ergebnisse mit den klinischen Befunden in Einklang zu bringen.

Diese Monographie vermag keine endgültigen Ergebnisse, wie sie durch jahrzehntelange Untersuchungen auf einem beschränkten Gebiet erarbeitet worden sind, zusammenzufassen. Sie ist vielmehr einem Marschhalt zu vergleichen, wie er zur allgemeinen Orientierung von Zeit zu Zeit eingeschaltet werden muß und den Zielen unserer Reihe „Pathologie und Klinik" entspricht. Die Forschung ist in voller Entwicklung und läßt für das ärztliche Handeln weitere bedeutungsvolle Ergebnisse erwarten. Bereits jetzt können mit den zur Verfügung stehenden Aldosteronantagonisten wirkungsvolle Resultate erzielt werden.

Ich bin überzeugt, daß das Buch beiträgt, die Vorstellungen über die pathophysiologischen Vorgänge bei der Regulation des Wasser- und Salzhaushaltes zu erweitern und zu vertiefen und es dem Autor auch gelungen ist, diese Kenntnisse den Ärzten in einer didaktisch glücklichen Form zu vermitteln.

Prof. Dr. Robert Hegglin
Direktor der medizinischen Poliklinik
der Universität Zürich

Vorwort

Bereits im Jahre 1859 hat CLAUDE BERNARD auf das Bestreben des
Organismus hingewiesen, die Verteilung und Zusammensetzung der
Körperflüssigkeiten möglichst konstant zu halten. Es blieb jedoch
neueren und neuesten Untersuchungen vorbehalten, die bei der Homöostase wirksamen *Regulationsmechanismen* aufzuklären, so daß wesentliche Ergebnisse über den Flüssigkeitsstoffwechsel und insbesondere
über den eng gekoppelten Wasser- und Salzhaushalt zu den bedeutendsten medizinischen Fortschritten der letzten Jahre gehören.

Ausgehend von der Darstellung der heutigen Kenntnisse der Physiologie und Pathologie der Körperflüssigkeiten beschäftigt sich die vorliegende Darstellung ausführlich mit der besonderen Bedeutung *hormonaler Faktoren* bei der homöostatischen Regulation des Wasser- und
Salzhaushaltes. Die nach heutiger Anschauung dafür bedeutendsten
Hormone sind das *Adiuretin* und das *Aldosteron,* wobei der wasserbewahrende Adiuretinmechanismus und der natriumbewahrende Aldosteronmechanismus in enger gegenseitiger Abhängigkeit funktionieren.

Auf Grund eingehender eigener Untersuchungen wird vor allem zum
Verhalten der *Aldosteronaktivität bei hydropischen Krankheiten* Stellung
genommen und versucht, die klinisch gewonnenen Resultate mit den
neuesten experimentellen Kenntnissen über die Aldosteronregulation
in Einklang zu bringen. Die sich daraus ergebenden Folgerungen werden
für das nephrotische Syndrom, die ascitesbildende Lebercirrhose, das
entzündliche Ödem und die dekompensierte Herzinsuffizienz im einzelnen besprochen und besonders die entsprechenden Konsequenzen in
der Interpretation der Genese der Herzinsuffizienz als Backward- bzw.
Forward-Failure-Mechanismus erörtert.

Die neueren Auffassungen über die Pathogenese des Ödems geben
uns wertvolle Hinweise für das Verständnis der aktuellen *Therapie
hydropischer Zustände.* Die so gewonnenen Kenntnisse werden für die
Behandlung mit Diuretica verschiedenster chemischer Struktur und
Wirkung herangezogen. Durch die neuerdings mit den diuretisch wirksamen Aldosteronantagonisten geschaffene Möglichkeit der Beeinflussung
der Aldosteronaktivität hat die klinische Aldosteronforschung prak-
tische Bedeutung erlangt.

Das Ziel dieser Arbeit ist es, den derzeitigen Stand der Kenntnisse
auf einem sich in ständiger Entwicklung befindenden Gebiete der inneren
Medizin festzuhalten. Wenn dieser Zweck erreicht wird, dürfte es nicht
schwer fallen, diese Grundlagen auch in veränderter Situation als Basis
für das Verständnis von Störungen des Wasser- und Salzhaushaltes
zu verwenden.

Die Durchführung der vorliegenden Arbeit wäre ohne die stete Förderung durch meinen verehrten Lehrer, Herrn Prof. R. Hegglin, nicht
möglich gewesen, wofür ich ihm zu herzlichem Dank verpflichtet bin.

Mein Dank gilt auch allen Mitarbeitern, insbesondere Herrn Dr.
B. Truniger, der mich in jeder Hinsicht tatkräftig unterstützte.

Schließlich möchte ich auch die Herausgeber, die das Erscheinen
dieser Darstellung ermöglichten, und den Springer-Verlag, der sich
meinen Wünschen stets aufgeschlossen zeigte, in den Dank einbeziehen.

Zürich, im Februar 1961   Walter Siegenthaler

Inhaltsverzeichnis

Indépendamment de leurs propriétés spéciales, les liquides organiques se rapprochent donc les uns des autres par un caractère général; tous doivent une première importance physiologique à l'eau qu'ils contiennent, avant de valoir par les substances qu'ils peuvent tenir en dissolution ou en suspension; ils sont d'abord utiles comme liquides.

CLAUDE BERNARD

Einleitung

Das Wasser ist einer der wesentlichsten Bestandteile des lebenden Organismus. So finden wichtigste Stoffwechselvorgänge, die das Leben ausmachen, in wäßriger Lösung statt. Die Körperflüssigkeiten bestehen allerdings nicht aus reinem Wasser, sondern stellen Lösungen verschiedenster organischer und anorganischer Substanzen dar. Bei den letzteren handelt es sich um die Elektrolyte, die mit dem Wasserhaushalt derart eng gekoppelt sind, daß nur eine gemeinsame Betrachtung beider Größen den tatsächlichen Verhältnissen Rechnung zu tragen vermag. Eine isolierte Störung der einen oder anderen ist deshalb nur unter Ausnahmebedingungen zu beobachten.

Das Verständnis für die Zusammenhänge des Wasser- und Elektrolythaushaltes ist dadurch leichter geworden, daß sich die Vorstellung von den Räumen herausbildete, einfache Methoden zur Bestimmung der Bausteine des Körpers entwickelt und ihre Konzentrationen in vergleichbaren Größen ausgedrückt wurden. Auf dieser Basis ist es möglich geworden, die Veränderungen in der Zusammensetzung der Körperflüssigkeiten bei verschiedenen physiologischen und pathologischen Zuständen aufzuklären. Wenn sich damit die Erfahrungen über die Abweichungen vom Normalen stark erweitert haben, so ist doch unsere Kenntnis über die Mechanismen, die den normalen Zustand aufrechterhalten, nicht ausreichend, um in allen Fällen auch die Pathologie des Wasser- und Elektrolythaushaltes zu verstehen. Trotzdem gehören die Erkenntnisse über den Flüssigkeitsstoffwechsel zweifellos zu den bedeutendsten Fortschritten der Medizin der letzten 20 Jahre.

Auf diesen Grundlagen aufbauend, möchten wir über eigene Untersuchungen berichten, die sich insbesondere mit der Rolle des Aldosterons bei der Regulation des Wasser- und Salzhaushaltes und vor allem mit seiner Bedeutung bei der Pathogenese und Therapie ödematöser Erkrankungen beschäftigen. Wenn wir zunächst versuchen, die Physiologie des Wasser- und Elektrolythaushaltes getrennt darzustellen, so erfolgt dies aus dem Bestreben, die komplexen Verhältnisse zu vereinfachen.

A. Physiologie der Körperflüssigkeiten

I. Wasserhaushalt

1. Wasseraufnahme und Wasserabgabe

Die *Wasseraufnahme* setzt sich zusammen aus dem Wassergehalt der flüssigen und festen Nahrungsmittel, sowie aus dem im intermediären Stoffwechsel entstehenden Oxydationswasser.

Die Trinkmenge ist individuell sehr verschieden. Sie schwankt im allgemeinen zwischen 1000 und 1500 ml/24 Std. Normalerweise wird sie nach MOLL und DAUGHERTY (304) durch das Durstgefühl genau auf den aktuellen Wasserbedarf des Körpers abgestimmt. SCHOLER u. Mitarb. (385, 386), VISSCHER u. Mitarb. (472) zeigten mit Hilfe von Deuterium und Tritium, daß im Bereiche des sezernierenden Magens keine Aufnahme von Wasser erfolgt. Dagegen sind der Dünndarm und der Dickdarm zur Resorption großer Wassermengen fähig.

Eine weitere größere Flüssigkeitsmenge wird durch den Wassergehalt der festen Speisen zugeführt. Sie wird auf täglich etwa 700 ml veranschlagt.

Die Wassermengen, die bei der Oxydation, d. h. bei der Verbrennung von Fetten, Proteinen und Kohlenhydraten im Körper entstehen, betragen etwa 10—15 ml/100 Calorien. So liefern 100 g Fett etwa 100 ml, 100 g Protein etwa 40 ml und 100 g Kohlenhydrate etwa 60 ml Wasser. Bei einer durchschnittlichen Kost mit 3000 Calorien entstehen deshalb täglich etwa 300—450 ml Oxydationswasser.

Daraus ergeben sich folgende durchschnittlich zugeführten Flüssigkeitswerte:

Wasseraufnahme in Form von Flüssigkeit . .	1000—1500 ml
Wasseraufnahme mit der Nahrung	700 ml
Oxydationswasser	300 ml
Gesamte Wasseraufnahme pro Tag	2000—2500 ml

Die *Wasserabgabe* setzt sich zusammen aus dem Wasserverlust durch Haut, Lungen, Stuhl und Urin.

Unter Perspiratio insensibilis verstehen wir die Wassermenge, die ohne sichtbares Schwitzen von der Hautoberfläche oder den Lungen abgegeben wird. Sie ist umgekehrt proportional der relativen Feuchtigkeit der Luft. Pro 1 ml Wasser werden 0,5 Calorien verbraucht. Bei gewöhnlicher Zimmertemperatur werden 25% der gesamten gebildeten Wärme auf diesem Wege abgegeben. Beim Erwachsenen beträgt der unmerkliche Wasserverlust täglich 500 ml/m² Körperoberfläche, das sind 850 ml für einen Mann mit 70 kg Körpergewicht und 1,73 m² Körperoberfläche.

Steigt die Temperatur der Umwelt und die des Körpers über eine bestimmte Größe, so wird der Wärmeverlust durch die gewöhnlichen Mechanismen unzureichend und die Schweißdrüsen treten in Funktion. Die tägliche Wasserabgabe durch die Haut kann unter tropischen Arbeitsbedingungen nach GAMBLE (149) bis 8000—10000 ml betragen. Der Schweiß ist eine hypotone Lösung, die Natrium, Chlorid und geringe Mengen anderer Substanzen enthält. Die Konzentrationen von Natrium- und Chloridionen liegen zwischen 30 und 60 meq/l. Infolge dieser Hypotonie führt das Schwitzen zu einem relativ größeren Verlust an Wasser als an Elektrolyten. Die Steuerung der Elektrolytabgabe durch den Schweiß erfolgt nach SCRIEBNER u. Mitarb. (397), PRADER u. Mitarb. (348) durch die Nebennierenrinde.

Der Verlust von Wasser durch den Stuhl beträgt beim Erwachsenen bei normaler Kost 80—150 ml pro Tag. Diese Menge kann bei einer Gemüsekost ansteigen, ist bei Diarrhoe wesentlich erhöht, während sie bei Dehydration stark abnimmt.

Der Wasserabgabe durch die Nieren, die im Durchschnitt etwa 1000—1500 ml beträgt, kommt die größte Bedeutung zu. Hier greifen die hauptsächlichsten Regulationsmechanismen ein, die es dem Körper ermöglichen, die Ausscheidung der Aufnahme anzugleichen. Von den täglich filtrierten 180 Litern Primärharn werden im proximalen Tubulusabschnitt nach SMITH (414) um 160 Liter Wasser rein passiv rückresorbiert. Die restlichen 20 Liter, die in den distalen Tubulusanteil gelangen, unterliegen dem Einfluß des antidiuretischen Hormons, das nach SAWYER und SCHISGALL (378), BERLINER u. Mitarb. (37), WIRZ u. Mitarb. (492—497) die Permeabilität der Tubuluszellen für die Wasserrückdiffusion erhöht, so daß schließlich nur 1,0—1,8 Liter Flüssigkeit (1%) zur Ausscheidung gelangen (Abb. 5).

Somit ergibt sich unter normalen Bedingungen (Ruhe, gemäßigtes Klima, kein Fieber, keine sichtbare Transspiration) folgende Flüssigkeitsausscheidung:

Perspiratio insensibilis durch die Haut . . .	500 ml
Perspiratio insensibilis durch die Lungen . .	400 ml
Stuhl	100 ml
Urin	1000—1500 ml
Gesamte Wasserausscheidung pro Tag . . .	2000—2500 ml

Diese Zahlen bedeuten, daß täglich etwa 2—2,5 Liter Flüssigkeit oder etwa $^1/_{30}$ des Gesamtkörpergewichtes ausgetauscht werden. Beim Säugling und Kleinkind kommt dem Wasserhaushalt eine sehr viel bedeutendere Stellung zu. Ein Säugling von 7 kg nimmt nach FANCONI (121) täglich etwa 700 ml Wasser auf und scheidet etwa die gleiche Menge durch Perspiratio insensibilis, Stuhl und Harn aus. Das ist etwa $^1/_{10}$

des Gesamtkörpergewichtes. Der Wasserumsatz beim Säugling ist also, auf das Körpergewicht bezogen, ungefähr dreimal so groß wie beim Erwachsenen.

2. Verteilung des Wassers im Organismus

Wäßrige Flüssigkeit strömt durch die Gefäße, umspült in unzähligen Saftspalten die Zellen, um Nährstoffe zu bringen und Schlacken zu beseitigen und stellt schließlich einen wesentlichen Anteil der Zelle selbst dar. Beim jungen erwachsenen Menschen macht der Wasser-

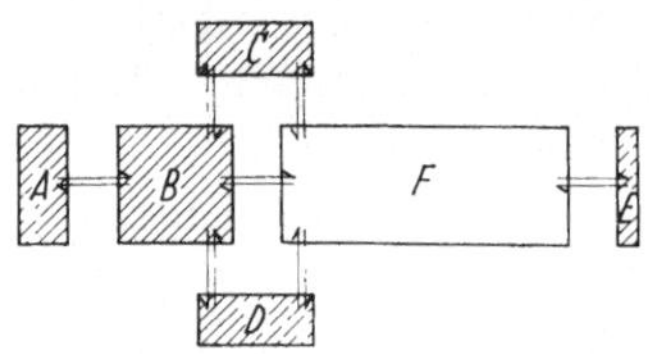

Wassergehalt	% Körperwasser	% Körpergewicht
A Plasma – Wasser	7,5 %	4,5 %
B Wasser in Interstitium und Lymphe	20,0 %	12,5 %
C Wasser im kollagenen Bindegewebe und im Knorpel	7,5 %	4,5 %
D Wasser im Knochen	7,5 %	4,5 %
E Transcelluläres Wasser	2,5 % } 37,5 %	1,5 % } 23,0 %
Gesamtes extracelluläres Wasser	45,0 %	27,5 %
F Gesamtes intracelluläres Wasser	55,0 %	32,5 %
Gesamtes Körpergewicht	100,0 %	60,0 %

Abb. 1. Wasserverteilung bei gesundem jungem Mann. (Modifiziert nach EDELMAN und LEIBMAN)

gehalt $^3/_5$, beim Säugling sogar $^3/_4$ des Körpergewichtes aus, während er beim alternden Menschen abnimmt. Das Körperwasser läßt zwei große Anteile erkennen, die sich voneinander durch einen grundsätzlich verschiedenartigen Elektrolytgehalt unterscheiden. Es sind dies das extra- und das intracelluläre Wasser (Abb. 1, 22).

Der *extracelluläre Flüssigkeitsraum* stellt die wäßrige Umwelt der Zelle dar, das sog. „Milieu intérieure" von CLAUDE BERNARD (38), in dem die Zelle lebt und ihre Funktionen erfüllt. Sie bildet auch das verbindende Medium zwischen den Zellen und den Lungen, den Nieren, der Haut und dem Verdauungstrakt, also den Organen, die den Austausch mit der äußeren Umwelt besorgen. Seit der von SCHADE u. Mitarb. (379—381) begründeten Unterteilung des extracellulären Flüssigkeitsabschnittes in einen intra- und extravasalen Raum hat sich das 3-Kammer-System bestehend aus Plasma-Interstitium-Zelle ungeachtet der Fülle neuer Erkenntnisse für unser physiologisches und pathophysiologisches Denken bewährt. Daran ändert auch die von

EDELMAN und LEIBMAN (108) weitergeführte Differenzierung der heterogenen extracellulären Flüssigkeit in Plasmaflüssigkeit, Flüssigkeit in Interstitium und Lymphe, Flüssigkeit im kollagenen Bindegewebe, Flüssigkeit im Knochen und transcelluläres Wasser nichts (Abb. 1).

Das Plasmawasser, d. h. die intravasculäre Fraktion der extracellulären Flüssigkeit macht nach den erwähnten Autoren 7,5% des Gesamtkörperwassers, oder 4,5% des Körpergewichtes aus. Es ist vom übrigen extracellulären Raum durch die dialytische Capillarwand getrennt.

Die extravasculäre, extracelluläre Flüssigkeit gliedert sich in das an den Regulationsvorgängen rasch teilnehmende Wasser in Interstitium und Lymphe und in das träge reagierende Wasser im kollagenen Bindegewebe, Knorpel und Knochen. Das Wasser in Interstitium und Lymphe macht 20% des Körperwassers oder 12,5% des Körpergewichtes, dasjenige im kollagenen Bindegewebe und Knorpel einerseits und im Knochen andererseits je 7,5% des Körperwassers oder 4,5% des Körpergewichtes aus. Bei dem von MOORE (309) als transcelluläres Wasser bezeichneten Flüssigkeitsabschnitt handelt es sich nach MOLL und DAUGHERTY (304) um einen extracellulären Flüssigkeitsanteil, der durch die Aktivität von Zellen gebildet wird und in speziellen Räumen wie synovialen Höhlen, Drüsenlumina und Gallengängen, Verdauungstrakt und anderem mehr enthalten ist. Auf den transcellulären Flüssigkeitsraum entfallen 2,5% des gesamten Körperwassers oder 1,5% des Körpergewichtes.

Der gesamte extracelluläre Wassergehalt beträgt nach EDELMAN und LEIBMAN (108) somit 45% des Körperwassers oder 27,5% des Körpergewichtes (Abb. 1).

Der *intracelluläre Flüssigkeitsraum* schließlich umfaßt nach denselben Autoren (108) 55% des gesamten Wassergehaltes des Körpers oder 32,5% des Körpergewichtes. Innerhalb der Zellen wird die Flüssigkeit durch die Zellmembran begrenzt, durch welche sie bei veränderten osmotischen Verhältnissen passieren kann. Nach den Untersuchungen von McMASTER und PARSONS (287), CLARK und CLARK (66) und DAY (88—90) ist anzunehmen, daß die intracelluläre Grundsubstanz ein hydrophiles Kolloid darstellt.

3. Methoden zur Bestimmung des Volumens der verschiedenen Flüssigkeitsräume

Die Bestimmung eines unbekannten Flüssigkeitsvolumens durch Verdünnung einer bekannten Menge einer in dieser Flüssigkeit nachweisbaren Substanz ist seit langem bekannt. Am lebenden Menschen wurde sie erstmals 1915 von ROWNTREE u. Mitarb. (371) unter Benützung eines roten Farbstoffes bei Untersuchungen zur Bestimmung des

Plasmavolumens angewandt. Wird die Endkonzentration der verdünnten Substanz, sei sie nun ein Farbstoff, ein körperfremdes Ion oder ein Isotop als Gewicht pro Volumen (mg/l) gemessen, so hat das Ergebnis die Dimension eines Volumens. Solche Verdünnungsräume nennt man dementsprechend Volumen (volume), Raum (space) oder Phase (phase).

Die Zuverlässigkeit der Verdünnungsmethode mit Evans-Blue für die *Bestimmung des Plasmavolumens* ist nach WOLLHEIM (510a), WOLLHEIM u. Mitarb. (511) allgemein anerkannt, wenn auch das nachgewiesene Volumen nach GIBSON und EVANS (162), READ (356), STERLING und GRAY (429) etwas größer als das effektive Volumen sein mag. Der durchschnittliche Wert beträgt um 4,5% des Körpergewichtes (Abb. 1). Das Erythrocytenvolumen kann nach READ (356), STERLING und GRAY (429), WENNESLAND u. Mitarb. (482) mit Hilfe von mit radioaktivem Eisen, Phosphat oder Chrom markierten Erythrocyten bestimmt werden. Die letztere Methode ist befriedigend und allgemein gebräuchlich. Das gesamte Erythrocytenvolumen macht etwa 3% des Körpergewichtes aus. Zusammen mit dem Plasmavolumen ergibt die Summe beider Größen das gesamte Blutvolumen [Lit. s. SCHWIEGK und RIECKER (396a)].

Das *Volumen der gesamten extracellulären Flüssigkeit*, also des intra- und extravasculären Anteils, kann nach der Auffassung von CARDOZO u. Mitarb. (55), GAUDINO u. Mitarb. (152), LAVIETES u. Mitarb. (243), NEWMAN u. Mitarb. (334), MOORE (309), SCHWARTZ u. Mitarb. (392), MERTZ (294, 295), HAMWI und URBACH (181), GAHLEN und RÖTTGER (145) nur durch Substanzen ermittelt werden, die ungehindert durch die Capillarwand treten, aber nicht in die Zelle eindringen. Sie dürfen zudem keinen Veränderungen im Stoffwechsel unterliegen und nur wenig durch die Nieren ausgeschieden werden, damit ihre Konzentration im Serum ein zuverlässiges Maß für die Konzentration im extracellulären Wasser überhaupt darstellt. Viele Substanzen sind hinsichtlich ihrer Verteilung sorgfältig untersucht worden, aber keine genügt bis heute voll den genannten Anforderungen. Die Werte, die von verschiedenen Untersuchern mit verschiedenen Substanzen gewonnen wurden, stimmen deshalb nach den Angaben von MOLL und DAUGHERTY (304), HOFF (197), SCHÜTTE (388, 389) auch nur teilweise überein. Es hat sich daher als besser erwiesen, nicht von Extracellulärraum, sondern von Inulinraum usw. zu sprechen, je nachdem ob Inulin, Rohrzucker, Mannit, Thiosulfat, Thiocyanat, radioaktives Natrium oder Chlorid zur Bestimmung des extracellulären Raumes verwendet werden. Die Angaben über die Größe der gesamten extracellulären Flüssigkeit in Volumenprozenten schwanken bei den verschiedenen Methoden, auf das Körpergewicht bezogen, zwischen 16 und 26%. Da die Elektrolyte Natrium, Chlorid und Bromid sowie auch Thiocyanat zusätzlich in die Körperzellen eindringen, fallen die Werte für den extracellulären Raum eher zu hoch aus. Die Kohlenhydrate Inulin, Rohrzucker und Mannit verteilen sich dagegen nur langsam auf diejenigen Anteile der extracellulären Flüssigkeit, welche an Kollagen und Elastin des Bindegewebes gebunden sind, so daß die Werte eher zu niedrig sind. Die von EDELMAN und LEIBMAN (108) ermittelten Werte für den Wassergehalt der einzelnen Räume (Abb. 1) basieren auf den Untersuchungen des Plasmavolumens mit Evans-Blue, des Wassers in Interstitium und Lymphe mit polymeren Sacchariden, bzw. radioaktivem Natrium, Chlorid oder Bromid, sowie des Wassers im kollagenen Bindegewebe, Knorpel, Knochen und transcellulären Raum mit Hilfe von radioaktiven Stoffen und ihrer weiteren Beobachtung nach verschiedenen Zeitabständen.

Die *Bestimmung des Gesamtkörperwassers* erfolgt nach HEVESY und HOFER (193) mit Deuteriumoxyd („schweres Wasser"), nach PINSON (346), PRENTICE u. Mitarb. (350) mit Tritiumoxyd („radioaktives Wasser") oder nach SOBERMAN u. Mitarb. (417), BRODIE u. Mitarb. (42) mit Antipyrin. Die Fehlerbreite beim Deuteriumoxyd scheint klein zu sein, wobei der Deuteriumraum um 0,5—2,0% des Körpergewichtes höher ist als der tatsächliche Wassergehalt. Die Eigenschaften von Tritiumoxyd entsprechen jenen von Deuteriumoxyd. Der Antipyrinraum ist nach KERPEL-FRONIUS (219) durchschnittlich um 1,2 Liter kleiner als der Deuteriumraum. Nach MOLL und DAUGHERTY (304) schwankt das gesamte Körperwasser eines erwachsenen Mannes zwischen 55,9% und 70,2%, bei der Frau zwischen 44% und 65% und beim Säugling zwischen 70% und 85% des Körpergewichtes. Die Werte, die durch WIDDOWSON u. Mitarb. (488), MITCHELL u. Mitarb. (302), FORBES und LEWIS (133) durch Austrocknung des Gesamtkörpers gewonnen wurden, machen 56—65,7% des Körpergewichtes aus. Sie sind vom jeweiligen Ernährungszustand, Geschlecht und Lebensalter der untersuchten Individuen abhängig. Der unter anderem von SARRE (377) angegebene Gesamtwert von 70% Wasser gilt anscheinend nur für einen praktisch fettfreien Organismus. Unter Berücksichtigung des von EDELMAN und LEIBMAN (108) angenommenen gesamten Wassergehaltes von 60% des Körpergewichtes (Abb. 1) ergibt sich für einen 60 kg schweren jungen Mann ein Wassergehalt von 36 Liter (Abb. 22). Säuglinge weisen einen höheren Prozentsatz Gesamtkörperwasser auf als Erwachsene. Bei ihnen ist vor allem die extracelluläre Flüssigkeitsabteilung größer. Sie nimmt nach FRIIS-HANSEN u. Mitarb. (141) während der Kindheit und der Pubertät allmählich ab.

Das *intracelluläre Flüssigkeitsvolumen* errechnet sich aus der Volumendifferenz von gesamtem Körperwasser und Extracellulärflüssigkeit. Die Angaben über die Größe des intracellulären Wassergehaltes schwanken zwischen 32,5% und 50% des Körpergewichtes, je nachdem der Berechnung die Untersuchungsresultate von EDELMAN und LEIBMAN (108), von BLAND (40), MOLL und DAUGHERTY (304), GAMBLE (148, 149) oder PETERS (344) zugrunde gelegt werden. Die Zellflüssigkeit stellt auf alle Fälle das größte Flüssigkeitsreservoir des Organismus dar (Abb. 1).

Im Hinblick auf die enge Koppelung des Wasserhaushaltes mit dem Elektrolyt- und besonders mit dem Salzhaushalt, wollen wir uns noch dem Aufbau der besprochenen Flüssigkeitsräume zuwenden.

II. Elektrolythaushalt

1. Zusammensetzung der Körperflüssigkeiten

Die funktionelle Unterteilung in intracelluläres und extracelluläres Körperwasser ergibt sich aus der Tatsache, daß die Elektrolytzusammen-

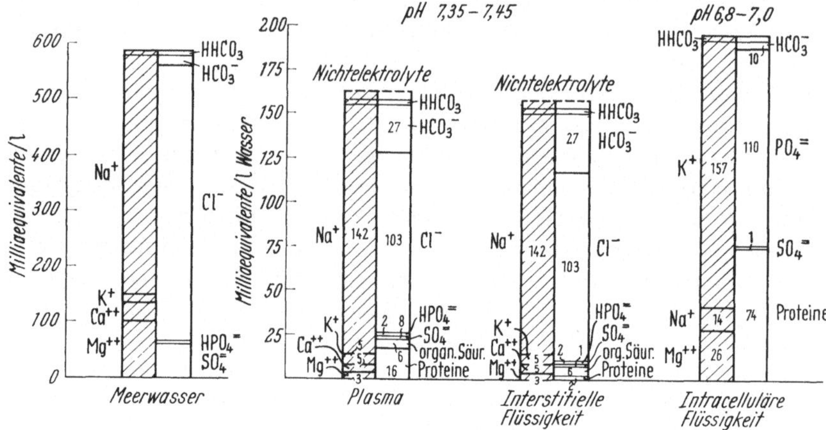

Abb. 2. Ionogramme von Meerwasser, extracellulärer und intracellulärer Flüssigkeit. (Modifiziert nach BLAND)

setzung nach GAMBLE (148), ELKINTON und DANOWSKI (113), BLAND (40) in beiden Räumen vollkommen verschieden ist (Abb. 2). Für das Wasser selbst ist diese Aufteilung überflüssig, weil es durch den gesamten Wasserraum frei diffundieren muß, um seine wesentliche Funktion als Lösungsmittel und seine Aufgabe bei der Aufrechterhaltung eines konstanten osmotischen Druckes zu erfüllen.

Was zunächst die Zusammensetzung und den Elektrolytgehalt der verschiedenen *Abschnitte der extracellulären Flüssigkeit* anbetrifft, so sind keine bedeutenden Differenzen nachweisbar (Abb. 2). Der hauptsächlichste Unterschied zwischen intra- und extravasculären extracellulären Abteilungen besteht im hohen Proteingehalt des Plasmas. Je eiweißreicher eine Flüssigkeit ist, um so höher müssen deren Milliäquivalent

(meq)-Säulen im Ionogramm sein, damit die Milliosmolwerte in allen
Flüssigkeitsräumen gleich sind und somit Isoosmie herrscht. Die Ver-
minderung der Proteine in der interstitiellen Flüssigkeit wird durch den
Gibbs-Donnan-Effekt, nämlich Zunahme der Anionen, besonders des
Chlorids, ausgeglichen.

In der extracellulären Flüssigkeit (Abb. 2) überwiegen bei den
Kationen das Natrium, bei den Anionen das Chlorid. Die Kationen

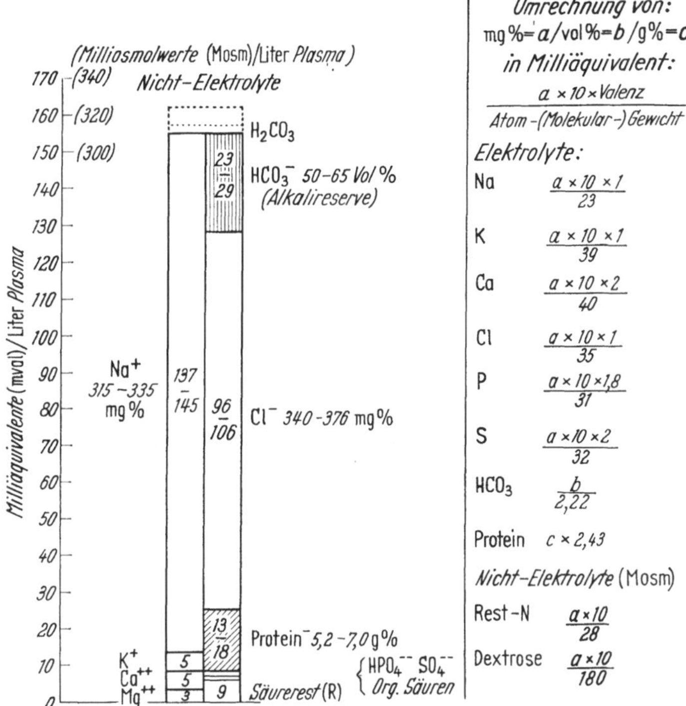

Abb. 3. Normales Ionogramm des Plasmas mit Umrechnungsfaktoren in meq/l. (Nach Fanconi)

Kalium, Calcium und Magnesium, sowie die Anionen Bicarbonat, Phosphat, Sulfat und organische Anionen sind nur in geringerer Konzentration vorhanden. Das ausschlaggebende Ion der extracellulären
Flüssigkeit ist das Natrium, weil es durch keine anderen Kationen
ersetzt werden kann, während bei den Anionen das Chlorid ohne wesentliche Störung weitgehend durch andere Ionen, vor allem durch Bicarbonat, aber auch durch organische Säuren und Phosphate ersetzbar
ist. Bei den verschiedenen Stoffwechselstörungen werden in den Konzentrationen dieser Ionen manche Veränderungen beobachtet.

Inwieweit die von Snively und Sweeney (416) betonten ent-
wicklungsgeschichtlichen Zusammenhänge für die Ähnlichkeit der

chemischen Zusammensetzung von Meerwasser und extracellulärer Flüssigkeit verantwortlich sind, läßt sich heute nicht sicher entscheiden.

Ganz anders ist die *Ionenzusammensetzung der intracellulären Flüssigkeit* (Abb. 2). Auf der Kationenseite wird der größte Teil des Natriums durch Kalium ersetzt, auf der Anionenseite nehmen die Phosphate die Stelle von Chlorid ein. Man hat deswegen Natrium und Chlorid einerseits als Säftesalz, Kalium und die Phosphate andererseits als Gewebesalz bezeichnet. In geringerer Menge kommen als Kationen Magnesium und Natrium und als Anionen Bicarbonat vor. Die Proteine machen unter den Anionen eine beträchtliche Menge aus. Die grundlegenden Unterschiede zwischen Zelle und Außenmedium, vor allem hinsichtlich Kalium- bzw- Natriumgehalt, bestehen von den einfachsten Einzellern, die im Meerwasser schwimmen, bis zu den kompliziertesten menschlichen Zellen. Man darf daraus schließen, daß die Aufrechterhaltung dieses Konzentrationsgradienten mit dem fundamentalen Lebensprozeß verknüpft ist.

Der *Analyse des Elektrolytgehaltes der Körperflüssigkeiten* am leichtesten zugänglich ist das Blutplasma. Mit Hilfe des Ionogramms ist es möglich, nicht nur nur Einblick in die molare Gesamtkonzentration sondern auch in die osmotischen Druckverhältnisse zu gewinnen (Abb. 3).

Das *Milliäquivalent* (meq, mval) ist die Maßeinheit für das chemische Bindungsvermögen und entspricht dem Gewicht eines Elementes oder Ions, welches sich mit $^1/_{1000}$ g Wasserstoff verbinden kann, oder welches an chemischem Bindungsvermögen $^1/_{1000}$ g Wasserstoff gleichwertig ist. Die Berechnung der Milliäquivalente berücksichtigt somit die Valenz. Die Vorzüge einer Messung in Milliäquivalenten bestehen darin, daß gleiche Mengen von Kationen gleichen Mengen von Anionen entsprechen. Die oftmals in mg-% angegebenen Werte lassen sich nach der Formel:

$$\frac{\text{mg-\%-Wert} \times 10 \times \text{Valenz}}{\text{Atom-(Molekular-)Gewicht}}$$

in Milliäquivalente umrechnen. Die für die Umrechnung von mg-%, Vol.-% und g-% in Milliäquivalente geltenden Umrechnungsfaktoren sind aus Abb. 3 ersichtlich.

Das Ionogramm orientiert außer über das chemische Bindungsvermögen approximativ auch über den osmotischen Druck der intravasalen Flüssigkeit und damit der übrigen Körperflüssigkeiten, da er in allen Räumen gleich zu sein scheint. Der osmotische Druck hängt nicht von den Valenzen, sondern von der Teilchenzahl ab und wird in *Milliosmol* (Mosm) ausgedrückt. Der Normalbereich von 8 Atmosphären entspricht einer Gefrierpunktserniedrigung von 0,51—0,52⁰ C oder 310—320 Mosm. Für den osmotischen Druck sind auch die Nichtelektrolyte maßgebend.

Ein Milliosmol ist für alle einwertigen Ionen identisch mit einem Milliäquivalent. Für mehrwertige Ionen gilt diese Beziehung nicht mehr. So entspricht bei zweiwertigen Ionen ein Milliosmol zwei Milliäquivalenten. Umgekehrt entfalten großmolekulare, organische Stoffe, wie beispielsweise das Plasmaeiweiß, die organischen Phosphate und auch das Hämoglobin wegen ihrer vielfachen chemischen Valenzen eine viel größere chemische Bindungskraft als osmotischen Druck. Daher sind die Ionensäulen um so höher, je mehr großmolekulare Teilchen mit mehreren Valenzen der betreffende Raum enthält. Da die ausschlaggebenden Elektrolyte monovalent sind, darf der Milliosmolwert der Körperflüssigkeiten mit einer gewissen Reserve der Summe der Kationen und Anionen in Milliäquivalenten gleichgesetzt werden (Abb. 3).

Es scheint so, daß die Menge des extra- und intracellulären Wassers relativ große Schwankungen aufweist. Das Verhältnis von Wasser zur Menge der gelösten Stoffe wird jedoch weitgehend konstant gehalten. Es beträgt etwa 3,6 ml Wasser/Mosm, was etwa 300 Mosm/l Wasser entspricht. Der Organismus erträgt nach TALBOT u. Mitarb. (437) keine größeren Schwankungen als zwischen 3,5 und 3,7 ml Wasser/Mosm. Sinkt der Wassergehalt unter 3,5 ml/Mosm, so strömt zunächst celluläre Flüssigkeit in den extracellulären Raum. Dann aber folgen Exsiccose, Fieber und Exitus. Der Anstieg des Wassergehaltes über 3,7 ml/Mosm führt zu einem Abströmen in den intracellulären Raum, somit zu Wasserintoxikation, Hirnödem, epileptischen Anfällen und Exitus (Abb. 9).

Die enge Verknüpfung von Wasser- und Elektrolythaushalt läßt es in diesem Zusammenhang angebracht erscheinen, kurz den Stoffwechsel der wichtigsten Elektrolyte der extra- und intracellulären Flüssigkeit, nämlich von Natrium, Kalium und Chlorid zu besprechen. In analoger Weise wie die Flüssigkeitsverteilung kann nach DEMANET u. Mitarb. (94) auch die Verteilung der erwähnten Elektrolyte im Organismus durch die Anwendung von Dilutionsmethoden untersucht werden.

2. Natriumstoffwechsel

Die von KALTREIDER u. Mitarb. (218), MOORE (309), FORBES und PERLEY (134) in vivo mit Hilfe von radioaktivem Na^{24} empfohlene Messung des Körpernatriums wird kompliziert durch das Vorkommen von langsam oder nicht austauschbarem Knochennatrium. Nachdem nach FORBES und D'AMBRUSO (132), FORBES und LEWIS (133), NICHOLS und NICHOLS (335), EDELMAN u. Mitarb. (106, 107) der Knochen über 40% des gesamten Körpernatriums enthält, muß die Menge des austauschbaren Natriums entsprechend kleiner sein als der gesamte Körpergehalt. Aus verschiedenen Untersuchungen geht hervor, daß das austauschbare Natrium ungefähr 70% des gesamten Körpernatriums ausmacht, während etwa 30% durch die Dilutionsmethode nicht erfaßt werden können. Somit scheinen lediglich etwa 10% des Knochennatriums am aktiven Geschehen des Salz- und Wasserhaushaltes teilzunehmen. Bei ausgewachsenen Tieren können 6—13% des Natriums im Knochen durch Erzeugen einer Hyponatriämie mobilisiert werden. Daraus ergibt sich nach DAVIES und KORNBERG (82) auch, daß das austauschfähige Natrium im Knochen nicht mit dem verfügbaren identisch ist. Das Vorhandensein dieses großen Natriumdepots im Skelet bringt bei Bilanzuntersuchungen eine gewisse Unsicherheit mit sich.

Natrium ist das wichtigste Kation der extracellulären Flüssigkeit. Es stammt in der Regel sowohl aus der Nahrung als auch aus dem Trinkwasser. Die tägliche Aufnahme an Natrium beträgt nach MOLL

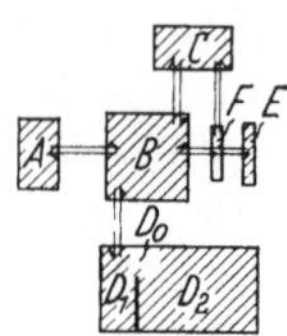

Natriumgehalt	% Körper-Natrium	% Austausch-bares Natrium	meq/kg Körpergew.
A Plasma-Natrium	11,2	15,9	6,5
B Natrium in Interstitium und Lymphe	29,0	41,0	16,8
C Natrium im kollagenen Bindegewebe und Knorpel	11,7	16,5	6,8
D_0 Gesamtes Natrium im Knochen	43,1	–	25,8
D_1 Austauschbares Knochennatrium	13,8	19,5	8,0
D_2 Nicht austauschbares Knochennatrium	29,3	—	17,0
E Transcelluläres Natrium	2,6	3,7	1,5
Gesamtes extracelluläres Natrium	97,6	96,6	56,6
F Intracelluläres Natrium	2,4	3,4	1,4
Gesamtes Körper-Natrium	100,0	142,9	58,0

Abb. 4. Natriumverteilung bei gesundem jungem Mann. (Modifiziert nach EDELMAN und LEIBMAN)

u. Mitarb. (305) etwa 3—4 g oder 120—170 meq innerhalb 24 Std (1 g Natrium = 43,5 meq Natrium). Das aufgenommene Ion wird nahezu vollständig aus dem Verdauungskanal resorbiert und nach MOLL und DAUGHERTY (304) unter normalen Bedingungen nur in sehr geringen Mengen im Stuhl ausgeschieden. In den letzten Jahren ist von VISSCHER u. Mitarb. (472) u. a. nachgewiesen worden, daß die Resorption von Natrium im Verdauungstrakt gegen das distale Ende hin zunimmt. Sie ist also im Dickdarm höher als im Anfangsteil des Dünndarms. Das resorbierte Ion verteilt sich im Körper und geht in das Gesamtnatrium des Körpers ein (Abb. 4).

Die Plasmakonzentration von Natrium beträgt um 142 meq/l. Das entspricht nach EDELMAN und LEIBMAN (108) einem Natriumgehalt von etwa 6,5 meq/kg Körpergewicht, 11,2% des gesamten Körpernatriums bzw. 15,9% des austauschbaren Natriums.

In Interstitium und Lymphe findet sich unter Berücksichtigung des Gibbs-Donnan-Faktors eine Natriumkonzentration um 140 meq/l. Das macht einen Natriumgehalt von etwa 16,8 meq/kg Körpergewicht, 29% des gesamten Körpernatriums bzw. 41% des austauschbaren Natriums aus. Im kollagenen Bindegewebe und im Knorpel beträgt der Natriumgehalt 6,8 meq/kg Körpergewicht, 11,7% des gesamten Körpernatriums oder 16,5% des austauschbaren Natriums. Der berechnete Gehalt des Knochens an Natrium entspricht 25 meq/kg Körpergewicht oder 43,1% des gesamten Körpernatriums. Davon sind nur 8 meq/kg Körpergewicht, 13,8% des gesamten Körpernatriums oder 19,5% des gesamten austauschbaren Natriums als austauschbares Knochennatrium zu betrachten. In der transcellulären Flüssigkeit beträgt der Natriumgehalt 1,5 meq/kg Körpergewicht, 2,6% des gesamten Körpernatriums oder 3,7% des austauschbaren Natriums.

Das gesamte extracelluläre Natrium wird auf 56,6 meq/kg Körpergewicht, 97,6% des gesamten Körpernatriums oder 96,6% des austauschbaren Natriums berechnet (Abb. 4).

Demgegenüber ist der intracelluläre Natriumgehalt nur sehr gering. Er entspricht mit 1,4 meq/kg Körpergewicht bzw. 4,2 meq/l Zellflüssigkeit nur 2,4% des gesamten Körpernatriums oder 3,4% des gesamten austauschbaren Natriums (Abb. 4).

Der durchschnittliche Natriumgehalt eines gesunden jungen Erwachsenen von 70 kg Körpergewicht beträgt um 4200 meq, oder um 58 meq/kg Körpergewicht, wovon höchstens etwa 41 meq/kg Körpergewicht austauschbar sind.

Die Natriumausscheidung geschieht üblicherweise durch den Urin, aber auch durch den Stuhl und den Schweiß. Die durchschnittliche Ausscheidung im Urin beträgt nach GAMBLE (147) auf einen sauren Harn von p_H 5,4 und eine Urinmenge von 1500 ml/24 Std bezogen um 3 g oder um 140 meq/l, macht also insgesamt etwa 94,5% des gesamten Natriumabganges aus. 5%, 0,16 g oder 7 meq bzw. 0,5%, 0,01 g oder 0,5 meq/l werden durch den Stuhl bzw. Schweiß, Speichel usw. ausgeschieden. Obwohl der Schweiß im Vergleich zum Plasma gewöhnlich hypoton ist, kann er bei starker körperlicher Belastung zur Quelle eines beträchtlichen Natriumverlustes werden.

Unter normalen Bedingungen nimmt der Körper mehr Wasser und Natriumionen auf als seinem Bedarf entsprechen. Die kurzfristige Regulation des Natriumspiegels geschieht nach SMITH (414) durch Verschiebung von Natrium aus dem extracellulären Raum in das Zellinnere und umgekehrt. Die Regulation auf längere Sicht dagegen wird in erster Linie durch die Nieren bewerkstelligt. Die Aufrechterhaltung einer relativ konstanten Natriumkonzentration im Serum hängt somit hauptsächlich von der Fähigkeit des Körpers ab, die renale Ausscheidung des Ions zu variieren (Abb. 5). Das Glomerulumfiltrat enthält Natrium in der gleichen Konzentration wie das Plasma. Die Rückresorption erfolgt zum größeren Teil im proximalen (80—85%) und zum kleineren Teil im distalen (15—20%) Tubulusabschnitt. Von den täglich in die Glomerula abgegebenen 540 g Natrium werden nach PITTS (347) etwa 480 g oder 85% im proximalen Tubulusabschnitt obligatorisch und passiv rückresorbiert. Gleichzeitig werden Chlorid und Wasser obligat vom Natrium mitgerissen, so daß weder eine Änderung des osmotischen Druckes des Glomerulumfiltrates noch der Wasserstoffionenkonzentration erfolgt. Im distalen Tubulusabschnitt werden weiterhin täglich etwa 50 g oder 12,5% Natrium, vor allem durch Kationenaustausch, obligatorisch und passiv gegen Wasserstoff- und Kaliumionen rückresorbiert. Unter dem Einfluß des Aldosterons vollzieht sich

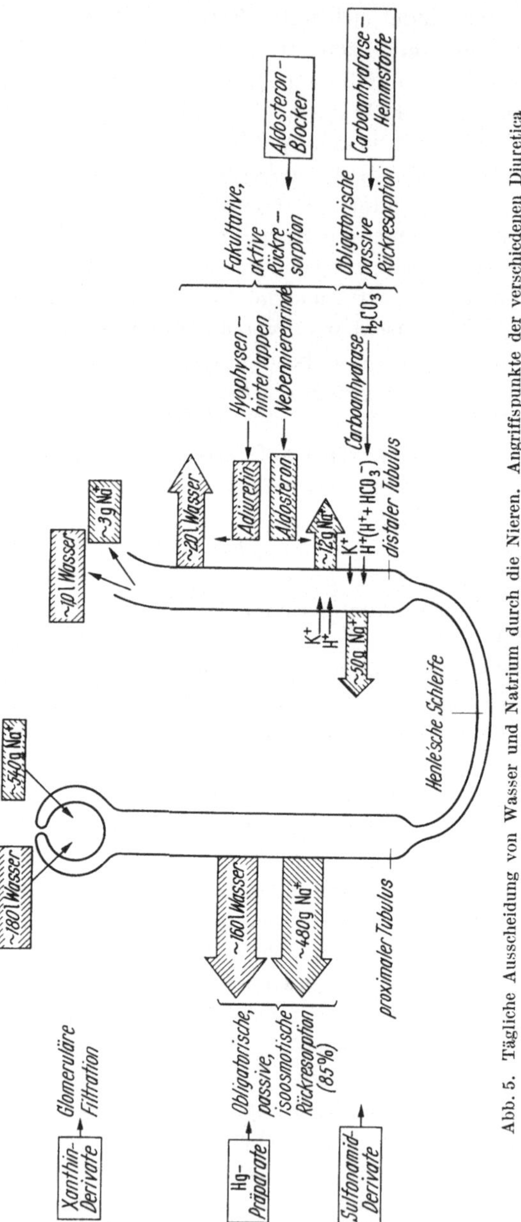

Abb. 5. Tägliche Ausscheidung von Wasser und Natrium durch die Nieren. Angriffspunkte der verschiedenen Diuretica

wahrscheinlich im distalen Tubulusanteil, ebenfalls im Austausch gegen Wasserstoff- und Kaliumionen, noch eine fakultative, aktive Natriumrückresorption. Von der täglich filtrierten gesamten Natriummenge unterliegen nach SCHWARTZKOPFF (394) nur etwa 12 g also etwa 2%, diesem Aldosteronmechanismus. Somit werden täglich insgesamt etwa 3 g oder 0,5% des durch die Glomerula filtrierten Natriums ausgeschieden. Die Natriumrückresorption innerhalb der Niere unterliegt also einem komplizierten Regulationssystem, das genau auf den Natriumbedarf des Körpers abgestimmt ist.

3. Kaliumstoffwechsel

Obwohl die große Bedeutung des Kaliums als wichtigstes intracelluläres Kation seit langem bekannt ist, sind viele Befunde experi-

Kaliumgehalt	% Körper-Kalium	% Austauschbares Kalium	meq/kg Körpergew.
A Plasma – Kalium	0,4	0,4	0,2
B Kalium in Interstitium und Lymphe	1,0	1,0	0,5
C Kalium im kollagenen Bindegewebe u. Knorpel	0,4	0,4	0,2
D Kalium im Knochen	7,6	–	0,5
E Transcelluläres Kalium	1,0	1,0	0,5
Gesamtes extracelluläres Kalium	10,4		5,5
F Intracelluläres Kalium	89,6	98,8	48,3
Gesamtes Körper-Kalium	100,0	110,0	53,8

Abb. 6. Kaliumverteilung bei gesundem jungem Mann. (Modifiziert nach EDELMAN und LEIBMAN)

menteller und klinischer Forschung erst in letzter Zeit erhoben worden. Der Kaliumgehalt des Körpers kann nach CORSA u. Mitarb. (72) mit radioaktivem K^{42} bestimmt werden. Ein großer Nachteil der Methode ist der langsame Austausch in einigen Organen, so im Gehirn, in den Blutkörperchen und im Skelet. Immerhin haben nach EDELMAN und LEIBMAN (108) die Untersuchungen mit radioaktivem Kalium im Gegensatz zu den Erfahrungen mit radioaktivem Natrium gezeigt, daß innerhalb einer Periode von 40 Std eine praktisch vollständige Mischung mit dem Körperkalium erfolgt, so daß etwa 95% des chemisch direkt bestimmbaren Gesamtkaliumgehaltes durch die Dilutionstechnik erfaßbar sind (Abb. 6). Die individuellen Streuungen des Kaliumbestandes des Organismus sind ziemlich groß, was mit der wechselnden Entwicklung von Muskelmasse und Fettpolster zusammenhängen dürfte. Das scheint auch der Grund für die bemerkenswerten Unterschiede des Kaliumgehaltes bei Männern und Frauen zu sein.

Die tägliche Kaliumzufuhr beträgt nach BLAND (40), NÄGELI (327), CORT und FENCL (73), WELT und BURNETT (481) 3—4 g oder 70 bis 100 meq/24 Std (1 g Kalium = 25,5 meq Kalium). Die Resorption erfolgt wie diejenige des Natriums im Magendarmtrakt. Es scheint, daß im Ileum mehr Kalium als Natrium resorbiert wird, während im Colon die Natriumresorption überwiegt. Nach der Zufuhr von Kalium gelangt das Ion über die extracelluläre Flüssigkeit in die Zellen. Die rasche Kaliumaufnahme durch die Zelle ist von praktischer Bedeutung, weil dadurch die Zellflüssigkeit als eine Art Puffer wirkt, der zu starke Schwankungen in der Konzentration des extracellulären Kaliums ausgleicht. Es ist jedoch nachgewiesen, daß die Aufnahme oder Infusion großer Mengen von Kaliumionen eine signifikante Veränderung der extracellulären Kaliumkonzentration hervorrufen kann, und daß selbst toxische Konzentrationen erreicht werden können. Die verschiedene Verteilung von Kalium und Natrium und die Aufrechterhaltung des Konzentrationsgradienten zwischen intra- und extracellulärem Raum werden durch Stoffwechselvorgänge der Zellen gesteuert. Um 1 Mosm Kalium der extracellulären Flüssigkeit in die Zelle zu befördern, ist die Energie von 1 Mosm Glucose nötig. Damit ist es auch verständlich, daß die Zelle bei reduziertem Stoffwechsel Kalium freigeben muß. Die pharmakologische Bedeutung des Kaliums liegt vor allem in seiner Wirkung bei den Vorgängen der elektrischen Aktivität von Nerv und Muskel. Beim Ruhemembranpotential sind die intracelluläre Kalium- und die extracelluläre Natriumkonzentration hoch. Die Depolarisation geht mit einem raschen Eindringen von Natriumionen in die Nerven- oder Muskelfasern und gleichzeitigem Austritt von Kalium einher.

Die normale Kaliumkonzentration im Plasma beträgt nur 4,5 meq/l oder durchschnittlich 0,2 meq/kg Körpergewicht. Damit stellt das Plasmakalium nach EDELMAN und LEIBMAN (108) nur eine kleine Komponente des gesamten Körperkaliums dar, die 0,4% des Körperkaliums oder 0,4% des austauschbaren Kaliums betrifft.

Demgegenüber macht unter Berücksichtigung des Gibbs-Donnan-Faktors der Kaliumgehalt in Interstitium und Lymphe 4,5 meq/l oder 0,5 meq/kg Körpergewicht aus, was einem Prozentsatz von 1% des gesamten Körperkaliums oder 1% des austauschbaren Kaliums entspricht. Der Kaliumgehalt im kollagenen Bindegewebe und Knorpel wird auf 0,2 meq/kg Körpergewicht oder je 0,4% des gesamten Körperkaliums bzw. austauschbaren Kaliums veranschlagt. Im Knochen findet sich ein Kaliumgehalt von 4,1 meq/kg Körpergewicht oder 7,5% des gesamten Körperkaliums, wobei allerdings nicht genau bekannt ist, wie viel davon ausgetauscht werden kann. Schließlich beträgt der Kaliumgehalt im transcellulären Raum 0,5 meq/kg Körpergewicht oder 1% des gesamten Körperkaliums bzw. des austauschbaren Kaliums.

Das gesamte extracelluläre Kalium wird auf 5,5 meq/kg Körpergewicht oder 10,4% des gesamten Körperkaliums berechnet, wovon allein 75% im Knochen lokalisiert sind (Abb. 6).

Die Hauptmenge des Körperkaliums (89,6%) liegt somit intracellulär, und zwar vorwiegend intramuskulär. Die pathologischen Vorgänge im Kaliumstoffwechsel spielen sich deshalb auch vorwiegend in dem der Untersuchung schwer zugänglichen intracellulären Raum ab. Kalium ist in der Zelle an Eiweiß, Phosphatreste und Glykogen gebunden und dadurch teilweise in die Struktur des Zellprotoplasmas eingebaut. Die intracelluläre Kaliumkonzentration schwankt nach CORSA u. Mitarb. (72), DEANE und SMITH (92) u. a. um 140 meq/l Zellflüssigkeit, während die Konzentration des intracellulären Natriums mit maximal 35 meq/l angegeben wird. Der Kaliumgehalt der Zellen macht somit 48,3 meq/kg Körpergewicht, 89,6% des Körperkaliums oder 98,8% des austauschbaren Kaliums aus (Abb. 6).

Der Gesamtgehalt an Kalium bei einem jungen Mann von 70 kg Körpergewicht beträgt etwa 3700 meq, wovon etwa 3500 meq durch K^{42} erfaßbar sind.

Die durchschnittliche tägliche Abgabe von Kalium beträgt auf einen Urin von p_H 5,4 und eine Menge von 1500 ml/24 Std berechnet um 3 g oder 75 meq. Bei einer Kaliumausscheidung von weniger als 10 meq/Tag ist nach SCHWARTZ und WALLACE (393) ein schwerer Kaliummangel selbst dann anzunehmen, wenn der Serumkaliumspiegel nicht wesentlich verringert ist. Mit dem Stuhl werden normalerweise um 0,8 g oder um 20 meq/l bzw. rund 20% der Gesamtausscheidung an Kalium abgegeben.

Die Fähigkeit der Nieren, die Höhe der Kaliumausscheidung zu verändern, verhindert eine zu starke Retention oder einen zu großen Verlust dieses Ions. Die Faktoren, welche die Ausscheidungsgröße bestimmen, sind nur teilweise bekannt. Frühere Untersuchungen ließen vermuten, daß der Serumkaliumspiegel und die Kaliummenge im Primärharn eine Rolle spielen. Auf Grund neuerer Untersuchungen scheint es wahrscheinlich, daß der Kaliumgehalt der Körper- bzw. der Tubuluszelle bei der Regulierung der Kaliumausscheidung und -konservierung eine kritische Größe darstellt. Es wird angenommen, daß die renale Bearbeitung des Kaliums durch einen dreiphasigen Verlauf, nämlich eine Filtration, vollständige Rückresorption und erneute Sekretion gekennzeichnet ist. Am letzteren Vorgang scheint auch das Aldosteron beteiligt zu sein (Abb. 5).

4. Chloridstoffwechsel

Das Chloridion steht unter den Anionen des Plasmas und der interstitiellen Flüssigkeit mengenmäßig bei weitem an erster Stelle (Abb. 2).

Mit Hilfe der Dilutionsmethode mit Natriumbromid kann die Größe des Chloridraumes oder der gesamte Chloridgehalt des Körpers deshalb bestimmt werden, weil sich Bromid nach WEIR und HASTINGS (480), WALLACE und BRODIE (474) im gleichen Raum verteilt wie Chlorid. Daneben existieren Dilutionsmethoden mit den Chlorid-Isotopen Cl^{38} und Cl^{36}, welche besonders WINKLER u. Mitarb. (489) und MOORE (309) verwendet haben. Der Bromidraum soll nach GAMBLE u. Mitarb. (149) um etwa 4% größer sein als die radioaktiven Chloridräume. Der Vergleich der durch direkte Analyse und durch Dilutionsmethoden ge-

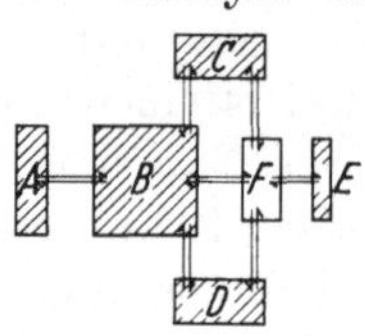

Chloridgehalt	% Körper-Chlorid	% Austauschbares Chlorid	meq/kg Körpergew.
A Plasmachlorid	13,6	14,5	4,5
B Chlorid in Interstitium und Lymphe	37,3	39,7	12,3
C Chlorid im kollagenen Bindegewebe und Knorpel	17,0	17,8	5,6
D Chlorid im Knochen	15,2	15,9	5,0
E Trancelluläres Chlorid	4,5	4,8	1,5
Gesamtes extracelluläres Chlorid	87,6	92,7	28,9
F Intracelluläres Chlorid	12,4	13,0	4,1
Gesamtes Körper-Chlorid	100,0	104,8	33,0

Abb. 7. Chloridverteilung bei gesundem jungem Mann. (Modifiziert nach EDELMAN und LEIBMAN)

wonnenen Chloridwerte zeigt, daß sie den Chloridgehalt des Organismus zufriedenstellend erfassen (Abb. 7).

Die tägliche Aufnahme hängt weitgehend von der Kost ab. Sie beträgt um 4—5 g Chlorid oder 100—150 meq/24 Std (1 g Chlorid = 28,2 meq Chlorid). Die Resorption des Nahrungschlorids im Magen-Darmtrakt geschieht auf ähnliche Weise wie die des Natriums. Es scheint festzustehen, daß Chlorid bei der Resorption zum Teil gegen Bicarbonat ausgetauscht werden kann, wodurch der Darminhalt nach INGRAHAM und VISSCHER (205) alkalisch wird. Im Bereiche des Colons überwiegt die Resorption des Chlorids gegenüber der des Natriums.

Der durchschnittliche Chloridgehalt des Plasmas beträgt um 103 meq/l. Das sind nach EDELMAN und LEIBMAN (108) 4,5 meq/kg Körpergewicht bzw. 13,6% des berechneten gesamten Körperchlorids oder 14,5% des gesamten austauschbaren Chlorids.

Der Chloridgehalt in Interstitium und Lymphe wird auf 12,3 meq/kg Körpergewicht, 37,3% des gesamten Körperchlorids oder 39,7% des austauschbaren Chlorids berechnet. Im kollagenen Bindegewebe und Knorpel bzw. Knochen wird der Chloridgehalt mit 5,6 meq bzw. 5,0 meq/kg Körpergewicht angegeben. Dies entspricht einem Chloridgehalt von 17,0% bzw. 15,2% des gesamten Körperchlorids oder 17,8% bzw. 15,9% des austauschbaren Chlorids. Für die transcelluläre Flüssigkeit wird der Chloridgehalt auf 1,5 meq/kg Körpergewicht, 4,5% des gesamten Körperchlorids oder 4,8% des austauschbaren Chlorids berechnet.

Das gesamte extracelluläre Chlorid macht somit 28,9 meq/kg Körpergewicht, 87,6% des Körperchlorids oder 92,7% des austauschbaren Chlorids aus (Abb. 7).

Das intracelluläre Chlorid schließlich beträgt 12,3 meq/l Zellflüssigkeit oder 4,1 meq/kg Körpergewicht. Das sind 12,4% des gesamten Körperchlorids bzw. 13,0% des gesamten austauschbaren Chlorids (Abb.7).

Der Organismus eines jungen Mannes von 70 kg Körpergewicht enthält etwa 2200 meq Chlorid.

Die Chloridausscheidung begleitet die Natriumausscheidung, wobei die beiden Ionen allerdings nicht in konstanten Proportionen ausgeschieden werden. Die Höhe der Chloridabgabe wird durch die Aufnahme bestimmt und erfolgt hauptsächlich gemeinsam mit der Ausscheidung von Natrium-, Ammonium-, Kalium- oder Calciumionen. Bei ausgeglichener Bilanz entspricht die Ausscheidung durch den Harn der Aufnahme, abzüglich der Menge von etwa 2%, die durch die Faeces und den Schweiß verlorengehen.

III. Dynamik der Körperflüssigkeiten

Es besteht leicht die Neigung, die Körperflüssigkeiten als unbewegliche Massen in ihren verschiedenen Räumen anzusehen. Diese Auffassung ist unrichtig, denn die Körperflüssigkeiten befinden sich in einem Zustand dauernden Austausches. Zellmembranen und Gefäßwände bilden zwar Grenzen, die aber von den Flüssigkeiten mit Hilfe der bekannten Kräfte von Osmose, hydrostatischem Druck und aktivem Transport überschritten werden können. Bei der Aufrechterhaltung des dynamischen Gleichgewichtes zwischen den Flüssigkeiten des Körpers sind mehrere oder alle der eben genannten Faktoren gleichzeitig beteiligt.

Die beiden extracellulären Flüssigkeitsabteilungen, intra- und extravasaler Anteil, werden durch eine dialytische *Capillarmembran* voneinander getrennt. Sie läßt entsprechend ihrer Porengröße sämtliche Kristalloide und auch die Ionen durch, nicht aber die Kolloide. Da die im Innern der Capillare verbleibenden Plasmaproteine Wasser an sich ziehen, entsteht der kolloid-osmotische oder onkotische Druck, der mit dem hydrostatischen Druck als Antagonisten den Flüssigkeitsaustausch zwischen Blut und interstitiellem Raum reguliert. Bei krankhaften Zuständen kann diese Grenzfläche für Kolloide durchgängig werden, so daß dann auch mehr oder weniger Eiweiß ins Interstitium austritt.

Im Blut wird das Wasser somit durch besondere Kräfte, die wir nach STARLING (424) als *kolloid-osmotischen Druck* oder nach SCHADE (379). SCHADE und MENSCHEL (381), SCHADE und CLAUSEN (380) als onkotischen Druck bezeichnen, festgehalten. Der Blutdruck innerhalb der Capillaren, der sog. *hydrostatische Druck*, wirkt dem wasserbindenden onkotischen Druck entgegen, mit dem Bestreben, Wasser durch die Capillarwand in das Bindegewebe abzupressen. Bei ausgeglichenem Wasserhaushalt, bei dem weder ein Ödem noch eine Gewebsaustrocknung bestehen, müssen sich der Flüssigkeitsaustritt vom Blut in den extravasalen Raum und der Flüssigkeitseintritt aus dem extravasalen Raum ins Blut die Waage halten (Abb. 8). Der onkotische Druck in der Capillare wird von LANDIS (234, 235), LANDIS und HORTENSTINE (237), RENKIN und PAPPENHEIMER (357), MOLL und DAUGHERTY (304), HOFF (197), GAUER (154) im Durchschnitt mit 300—400 mm Wasser angegeben. Der hydrostatische Druck beträgt im arteriellen Anteil der Capillare um 430 mm Wasser, im venösen Anteil der Capillare um 160 mm Wasser. Es überwiegt also im arteriellen Schenkel der Capillaren der hydrostatische über den onkotischen Druck, so daß hier ein vermehrter Ausstrom von Flüssigkeit stattfindet. Im venösen Teil der Capillaren dagegen ist der hydrostatische Druck kleiner als der kolloid-osmotische Druck, so daß hier der Flüssigkeitseinstrom überwiegt. Die Wasserverteilung zwischen intra- und extravasculärem Raum ist somit das Resultat von Capillardruck und osmotischem Druck der interstitiellen Flüssigkeit einerseits und onkotischem Druck des Plasmas und Gewebsspannung andererseits, wobei die beiden erstgenannten Faktoren die Transsudation aus den Capillaren begünstigen, während die beiden letzteren im Sinne einer Transsudationshemmung wirken.

Eine *Änderung dieses physiologischen Kräfteverhältnisses* im Sinne eines vermehrten Flüssigkeitsausstromes ins Interstitium, also im Sinne einer Ödembildung, kann nach SCHADE (379) entweder durch eine Erhöhung des hydrostatischen Druckes, eine Erniedrigung des kolloid-osmotischen Druckes oder eine Erhöhung der Permeabilität der Capillaren zustande kommen. Solange das lymphatische System imstande ist, alle Flüssigkeit zu drainieren, entsteht kein Ödem. Die Funktionskapazität dieses Systems ist aber nicht unbeschränkt, so daß sich bei dessen dynamischer Insuffizienz nach FÖLDI u. Mitarb. (130, 131), RUSZNYAK u. Mitarb. (372) die Gewebsflüssigkeit anzuhäufen beginnt und ein Ödem entsteht. Bei der Herzinsuffizienz gesellt sich zusätzlich eine mechanische Insuffizienz dazu, die sich durch die Drucksteigerung in den großen Venen über den Ductus thoracicus in die Lymphgefäße fortpflanzt und somit den Lymphabfluß hindert.

Nirgends grenzt das Blut unmittelbar an die Organzellen, sondern überall liegt das überaus wichtige Stoffwechselorgan, das *Bindegewebe* oder Interstitium eingeschaltet. In ihm spielen sich bei Störungen im Wasser- und Salzhaushalt auch die wesentlichsten Änderungen, wie übermäßige Durchtränkung oder Austrockung ab. Es ist Aufgabe des Interstitiums, das empfindliche Protoplasma der Zelle vor weitgehenden physikalisch-chemischen Veränderungen zu bewahren. Die Bildung eines Ödems ermöglicht dem Organismus, im Bindegewebe viel Flüssig-

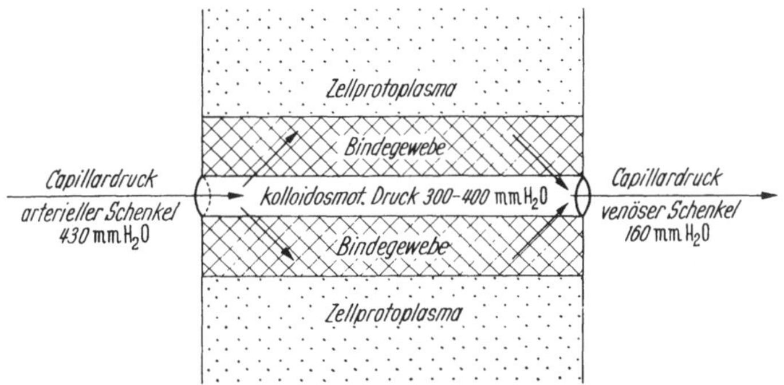

Abb. 8. Schema zur Ödempathogenese. (Nach SCHADE)

keit abzulagern, ohne daß eine übermäßige Hydrämie eintritt, welche mit dem Leben nicht vereinbar wäre.

Die *Zellmembran*, die den intracellulären vom extracellulären Raum trennt, ist eine osmotische Membran, die nichtionisierte Kristalloide, wie Harnstoff, Glucose und Kohlensäure frei passieren läßt, nicht aber elektrisch geladene Ionen. Diese werden je nach den Bedürfnissen der Zellen fakultativ durchgelassen. Man spricht auch von aktivem oder vitalem Transport. In den letzten Jahren konnte gezeigt werden, daß nicht etwa die selektive Impermeabilität der Zellmembran für Natriumionen den hohen Konzentrationsunterschied von Natrium und Kalium zwischen Zellen und Außenmedium passiv einstellt, sondern daß Natrium aus der Zelle stets aktiv heraus- und Kalium hineingeschafft wird.

Diesem als *Natrium-Kalium-Pumpe* bezeichneten Geschehen liegt nach FLECKENSTEIN (129) ein noch nicht im einzelnen aufgeklärter Transportmechanismus zugrunde, der eine aktive Zelleistung darstellt und seine Energie aus dem im Stoffwechsel der Zelle gebildeten energiereichen Aldenosintriphosphat schöpft. Wenn eine Zelle abstirbt, erlöschen auch die energieliefernden Stoffwechselprozesse. Die Zellen quellen auf und das intracelluläre Kalium gleicht sich mit dem extracellulären Natrium aus. Die Bedeutung der Natrium-Kalium-Relation an der Zellmembran für die normale Zelleistung ist nicht nur für die Muskelfaser, sondern auch für die Nervenfaser und die Hefezelle nachgewiesen worden, so daß es sich hier wohl um ein bedeutsames, allgemein gültiges Stoffwechselprinzip handelt.

Ein entsprechender aktiver Transportmechanismus zwischen Zelle und Interstitium muß auch für das Wasser angenommen werden, da nach GAMBLE (148) die Gesamtosmolarität aller osmotisch aktiven Substanzen der Zellen einschließlich der nicht ionisierten das 1,2—2fache des Extracellulärraumes beträgt, während die Elektrolytosmolarität intra- und extracellulär gleich ist. Die Überwindung einer derartig großen Konzentrationsdifferenz ist ohne einen aktiven Wassertransport aus der Zelle heraus ebenfalls nicht vorstellbar.

IV. Homöostatische Regulation der Körperflüssigkeiten

Bereits im Jahre 1859 hat CLAUDE BERNARD (38) zur Zusammensetzung der Körperflüssigkeit wie folgt Stellung genommen: «La fixité du milieu intérieur est la condition de la vie libre indépendante». Dementsprechend ist der Organismus bestrebt, die Verteilung und Zusammensetzung der Körperflüssigkeiten möglichst konstant zu erhalten, also die Homöostase zu wahren. Daraus resultiert eine weitgehende Isoosmie (Konstanz der Tonizität), Isohydrie (Konstanz der Reaktion), sowie Isovolumie (Volumenkonstanz der verschiedenen Flüssigkeitsräume). Am meisten variiert das Volumen, so daß GAMBLE (147) von der Bettlersituation (mendiant position) der Flüssigkeitsvolumina spricht.

Mit Hilfe von schwerem Wasser konnte gezeigt werden, daß die statisch erscheinende Homöostase der Körperflüssigkeiten einem dynamischen Gleichgewichtszustand entspricht, indem die Körperflüssigkeiten sich in einem ständigen Austausch untereinander und mit der Außenwelt befinden. Die Zufuhr von Wasser und Elektrolyten variiert in weiten Grenzen, so daß das Regulierungssystem recht vielseitig sein muß.

Es gibt *Regulationen* zur Sicherung jedes einzelnen der homöostatisch wirksamen Mechanismen. Zwischen allen diesen Vorgängen bestehen jedoch auch Wechselbeziehungen. So sind besonders die Erhaltung der osmotischen Konstanz und der Volumenkonstanz der verschiedenen Flüssigkeitsräume miteinander eng verknüpft. Dem Natriumion, das über 90% der extracellulären Kationen ausmacht, kommt dabei eine dominierende Sonderstellung zu (Abb. 2). Dies hat zur Folge, daß erhebliche Änderungen der Natriumkonzentration nicht nur die osmotischen Verhältnisse, sondern auch die Reaktion der Körperflüssigkeiten und den Wassergehalt der verschiedenen Flüssigkeitsräume beeinflussen. Je nach der Retention oder dem Verlust von Natrium muß nach GAMBLE (147) eine Retention oder ein Verlust von proportionalen Wassermengen erfolgen, wobei vorerst die osmotische Konstanz erhalten, die Volumenkonstanz aber geopfert wird. Nach GAMBLE (147) gilt für das Kalium in bezug auf das Zellwasser mehr oder weniger dasselbe wie für das Natrium in bezug auf die extracelluläre Flüssigkeit.

Da die Zufuhr von Salz in weiten Grenzen variiert, wird die *Konstanz des Natriumbestandes* des Organismus in erster Linie durch die der jeweiligen Einfuhr angepaßte Ausscheidung durch die Nieren reguliert. Die Größe der Natriumausscheidung wird dabei durch intrarenale Mechanismen, die unabhängig von nervösen, hormonalen und anderen Einwirkungen automatisch ablaufen, von der Blutreaktion (p_H), der Größe der Kaliumzufuhr und von modifizierenden Einflüssen nervaler und hormonaler Art bestimmt.

Was die *intrarenale Regulation* anbetrifft, so reabsorbiert der proximale Tubulusabschnitt einen konstanten Prozentsatz (um 85%) des glomerulär filtrierten Natriums, ebenso der distale eine begrenzte, konstante Menge (um 15%). Wird dem distalen Tubulus mehr Natrium angeboten, so erscheint der Überschuß im Harn. Der distale Tubulus zeigt also nur eine limitierte Fähigkeit zur Reabsorption. Umgekehrt wird der Harn praktisch natriumfrei, wenn im distalen Tubulusanteil ein bestimmter Natriumgehalt unterschritten wird (Abb. 5).

Weitere die Größe der Natriumausscheidung beeinflussende homöostatische Vorgänge bedingen die Erhaltung der Konstanz der *Reaktion* (p_H) *der Körperflüssigkeiten*. Dabei kann es zu einer Art Konkurrenz zwischen den Erfordernissen der Salz- und der p_H-Homöostase kommen.

Daneben kennen wir von *Belastungen mit Natrium- bzw. Kaliumionen* auch einen Antagonismus zwischen der Natrium- und Kaliumausscheidung. So ergeben Bilanzversuche nach Belastung mit Kaliumphosphat und Kaliumcitrat eine beträchtliche Natriumausschwemmung, während ein Teil des zugeführten Kaliums retiniert wird. Umgekehrt kommt es nach Belastung mit Natriumcitrat zu Natriumretention und verstärkter Kaliumausschwemmung.

Aus experimentellen Untersuchungen von CLAUDE BERNARD (38) wissen wir zudem, daß *zentralnervöse Einflüsse* wie Stichverletzungen der Medulla oblongata nahe beim dorsalen Vaguskern zu Polyurie (Wasserstich) führen. Demgegenüber haben JUNGMANN und MEYER (214) zentralnervös bedingte Veränderungen der Kochsalzausscheidung (Salzstich) nachgewiesen, indem sie durch Verletzung der Regio hypothalamica hochgradige Polyurien mit sehr niedriger Kochsalzkonzentration hervorrufen konnten. Es gibt jedoch neben dem Krankheitsbild des

Diabetes insipidus nicht nur zentralnervös ausgelöste Polyurien, sondern auch zentrale Oligurien mit sehr spärlichem, hochgestelltem Urin.

In den letzten Jahren hat sich gezeigt, daß neben nervalen auch *hormonale Faktoren* in entscheidender Weise an der Regulation des Flüssigkeitsstoffwechsels beteiligt sind. So haben GAUNT u. Mitarb. (158) auf die Bedeutung einer Reihe von Hormonen, besonders der Hypophyse, der Nebennieren, aber auch anderer endokriner Organe hinsichtlich ihrer Wirkung auf den Salz- und damit den Wasserhaushalt hingewiesen.

Was die *Hypophysenhormone* anbetrifft, so haben Bilanzversuche von SPRAGUE (419) u. v. a. gezeigt, daß die Verabreichung von adrenocorticotropem Hormon (ACTH) vor allem über die Mineralocorticoide der Nebennierenrinde zu einer Kochsalz- und Wasserretention sowie zu einem Kaliumverlust führt. Das Wachstumshormon soll eine Natriumretention und in Übereinstimmung mit seiner stickstoffretinierenden Rolle auch eine Kaliumretention bewirken. Auf die Wirkung des Adiuretins kommen wir später zurück.

Bezüglich der *Nebennierenhormone* haben LOEB u. Mitarb. (260) erstmals nachgewiesen, daß nach Adrenalektomie Kochsalz vermehrt ausgeschieden wird, wodurch eine Hyposalämie entsteht. Der Funktionsausfall der Nebennierenrindenhormone führt gleichzeitig auch zu einer Störung der Wasserverteilung. Analoge Verhältnisse findet man bei Patienten mit Addisonscher Krankheit, bei denen die Verabreichung entsprechender Hormone nicht nur den renalen Salzverlust, sondern auch die mangelhafte Hydrämie günstig beeinflußt. Der Effekt des Cortisons entspricht jenem des ACTH. Es kommt zu vorübergehender Natriumretention, die von einem Kaliumverlust begleitet ist. In analoger, ausgesprochenerer Weise verursacht das Desoxycorticosteron (Cortexon) eine stark positive Natrium- und Chloridbilanz sowie eine negative Kaliumbilanz mit Tendenz zu Hypernatriämie, Hypokaliämie und Alkalose. Desoxycorticosteron übt, abgesehen vom Aldosteron, bei Nebennierenrindeninsuffizienz den größten korrigierenden Effekt auf die Veränderungen im Salz- und Wasserhaushalt aus. Auf die Wirkung des Aldosterons kommen wir später zurück.

Zu den *Hormonen anderer endokriner Organe*, die nach RODECK (365) ebenfalls den Wasser- und Elektrolythaushalt beeinflussen, gehören unter anderem das Schilddrüsenhormon, das Parathormon, das Pankreashormon sowie die Androgene und Oestrogene. Ihr Wirkungsmechanismus bedarf noch weiterer Abklärungen.

Die nach heutiger Anschauung für die Regulation des Wasser- und Salzhaushaltes bedeutendsten Hormone sind das *Adiuretin* und das *Aldosteron*. Adiuretin fördert im distalen Tubulusabschnitt und in den Sammelrohren selektiv die Wasserrückresorption. Die Wirkung des

Aldosterons dagegen äußert sich in der selektiven tubulären Förderung der Natriumrückresorption.

Sinkt der Wassergehalt des Plasmas, so wird die Wasserausscheidung durch die Nieren auf das mögliche Minimum beschränkt. Andererseits sorgt das Durstgefühl für ausreichende Wasserzufuhr, da es auf den aktuellen Wasserbedarf des Körpers genau abgestimmt ist. Durst stellt sich nicht nur bei ungenügender Wasserzufuhr ein, sondern auch bei Kochsalzgaben mit Erhöhung der osmotischen Konzentration. Nach MACH (274) verläuft extracelluläre Exsiccose mit begleitender Hyponatriämie (hypotone Dehydration) ohne Durstgefühl. Er schließt daraus, daß Durst immer dann empfunden wird, wenn die Zellen infolge einer Erhöhung der osmotischen Konzentration der extracellulären Flüssigkeit Wasser verlieren. Durst wäre somit ein sicheres Zeichen von cellulärer Exsiccose. Sein rasches Auftreten zeigt, daß die zum Ausgleich des osmotischen Druckes notwendigen Wasserverschiebungen unverzüglich einsetzen. Nach SCHWAB (390a) ist der Durst nicht nur Ausdruck eines intracellulären, sondern auch extracellulären Flüssigkeitsmangels, indem das Durstgefühl auch bei der isotonen Dehydration ausgesprochen ist. Es ist nicht bekannt, ob alle oder nur eine Gruppe von Körperzellen das Durstgefühl dem zentralen Nervensystem übermitteln. Nach SCHWAB und KÜHNS (390), FOURMAN und LEASON (135) scheint die zentrale Regulation über ein Durstzentrum im Hypothalamus zu erfolgen.

Die Ausschüttung des antinatriuretischen Hormons wird vor allem durch Veränderungen des Flüssigkeitsvolumens gesteuert. Die Wahrung der Volumenkonstanten scheint unter bestimmten Umständen eine doppelte Sicherung aufzuweisen, und sowohl über eine direkte Regulation des Wasser- als auch des Natriumhaushaltes zu gehen (Abb. 21). Das Zusammenspiel beider Hormone gleicht somit Schwankungen in der Zusammensetzung und im Volumen der Körperflüssigkeiten aus (Abb. 12, 21).

B. Pathologie der Körperflüssigkeiten

In diesem Zusammenhang sollen nur die *Störungen des Wasser- und Salzhaushaltes* der Körperflüssigkeiten besprochen werden. Neben den Veränderungen des Wassergehaltes sind dabei vor allem diejenigen des Natriumgehaltes der Flüssigkeitsräume von klinischer Bedeutung. Demgegenüber kommt den übrigen Elektrolyten aus der Kationenreihe bei der Regulation des Flüssigkeitshaushaltes nur eine untergeordnete Rolle zu, während sich unter den Anionen das Chlorid weitgehend mit dem Natrium ändert.

Werden Wasser und Salz in isotonischem Verhältnis zugefügt oder entfernt, so entstehen Zustände, die wir als *isotone Hyperhydration* und *Dehydration* bezeichnen. Wenn dagegen Wasser oder Salz in einem nicht isotonischen Verhältnis vorliegen, haben wir es mit hypotonen oder hypertonen Zuständen der Wasserüberschwemmung bzw. Wasserverarmung zu tun (Abb. 9). Nach SARRE (377) werden die Änderungen des Volumens durch ein absolutes Zuviel oder Zuwenig an Wasser gegenüber der normalen Gesamtwassermenge auch als absolute Hydration bzw. Dehydration, die Änderung der Osmolarität durch ein relatives Zuviel oder Zuwenig an Wasser gegenüber den darin gelösten Elektrolyten als relative Hydration bzw. Dehydration bezeichnet.

Leider gibt es bis heute keine einfachen und eindeutigen *diagnostischen Methoden*, die eine sichere Differentialdiagnose dieser Zustände erlauben. Einige Störungen spiegeln sich wohl recht deutlich im klinischen Erscheinungsbild wider, andere mehr im Nachweis bestimmter morphologischer und chemischer Veränderungen des Blutes.

Was die Laboratoriumsuntersuchungen betrifft (Tabelle 1), so ergibt sich bei Abnahme des intravasalen Volumens ein Anstieg, bei Zunahme dagegen ein Abfall der *Erythrocytenzahl*. Dasselbe gilt für den *Hämoglobin-* und *Proteingehalt* sowie den Hämatokritwert. Der *Hämatokrit* wird einerseits von der Zahl und andererseits vom Volumen der Erythrocyten beeinflußt. Deshalb bewirkt sowohl eine Verminderung der Erythrocytenzahl als auch des Volumens des einzelnen Erythrocyten eine Abnahme des Hämatokrits, umgekehrt eine Zunahme der Zellzahl und des Volumens des einzelnen Erythrocyten eine Erhöhung des Hämatokrits. Eine Verminderung des intravasalen Flüssigkeitsvolumens wird somit infolge relativer Zunahme der Erythrocytenzahl zu einer Erhöhung des Hämatokrits führen. Geht diese Verminderung der intravasalen Flüssigkeit mit einer Erhöhung der Osmolarität einher, so wird das Volumen des einzelnen Erythrocyten infolge Wasserentzugs abnehmen. Der gemessene Hämatokritwert wird dann eine Resultante dieser beiden entgegengesetzt wirksamen Komponenten sein.

Neben der Bestimmung des mittleren Erythrocytenvolumens vermag auch diejenige der mittleren Hämoglobinkonzentration der Erythrocyten eine gewisse Auskunft über die intracelluläre Flüssigkeit und ihre Osmolarität zu geben.

Das *mittlere Erythrocytenvolumen* ergibt sich aus der Beziehung:

$$\frac{\text{Hämatokrit (cm}^3 \text{ Erythrocytenvolumen/100 cm}^3 \text{ Blut)} \times 10}{\text{Erythrocytenzahl (Millionen/mm}^3 \text{ Blut)}}$$

Die Normalwerte liegen um $85\,\mu^3$ mit einer Schwankungsbreite von $\pm 7\,\mu^3$. Bei Abnahme der extracellulären Osmolarität nehmen die intracelluläre Flüssigkeit und das mittlere Erythrocytenvolumen zu, bei ihrem Anstieg dagegen ab.

Einen gleichen Hinweis gibt die *mittlere Hämoglobinkonzentration* der Erythrocyten. Sie ergibt sich aus der Beziehung:

$$\frac{\text{Hämoglobin (g/100 ml Blut)} \times 100}{\text{Hämatokrit (ml Erythrocytenvolumen/100 ml Blut)} \times 100} \, .$$

Die Normalwerte betragen um 33,5 g/100 ml Erythrocytenvolumen mit einer Schwankungsbreite von $\pm$ 2 g/100 ml Erythrocytenvolumen. Die mittlere Hämoglobinkonzentration wird bei Zunahme der extracellulären Osmolarität infolge Flüssigkeitsentzug aus den Erythrocyten einen Anstieg, bei Abnahme dagegen durch Flüssigkeitszustrom einen Abfall zeigen. Sie ändert sich also umgekehrt wie das mittlere Erythrocytenvolumen. Beide Meßgrößen sind nach Schwab (390a) bei Mangel oder Überschuß vorwiegend von Wasser verändert und zeigen die Änderungen des intracellulären Flüssigkeitsvolumens an.

Unter den Veränderungen der *Plasmaelektrolyte* interessiert vor allem diejenige von Natrium. Wenn Natrium und Wasser nicht im gleichen Verhältnis, in dem sie im Plasma vorliegen, verlorengehen bzw. zugeführt oder retiniert werden, müssen sich Abweichungen ergeben. So führt die hypertone Hyperhydration und Dehydration zu einer Erhöhung, die hypotone Hyperhydration und Dehydration zu einer Erniedrigung von Natrium. Isotone Störungen des Wasser- und Natriumstoffwechsels lassen die Natriumkonzentration im Plasma praktisch unverändert. Oftmals sind die Störungen des Wasser- und Natriumstoffwechsels auch mit solchen des Kaliumstoffwechsels verbunden. Da ihnen im Rahmen der Regulation der Flüssigkeitsräume keine bedeutende Rolle zukommt, sollen sie hier nicht besprochen werden.

Gelegentlich finden sich bei Störungen des Wasser- und Salzstoffwechsels auch Veränderungen des *Rest-Stickstoffs* und des *Kreatinins* im Plasma. So zeigen Zustände mit hypertoner Dehydration eine mäßig ausgeprägte Rest-Stickstoff-Erhöhung bei normalem Plasmakreatinin, solche mit hypotoner Dehydration einen Anstieg des Plasmakreatinins vor demjenigen des Rest-Stickstoffs.

Schließlich kann auch die *Untersuchung des Harns* bei Störungen des Wasser- und Salzstoffwechsels wichtige Aufschlüsse vermitteln. Besonders die Harnmenge und die Ausscheidung von Natrium und Chlorid liefern differentialdiagnostische Hinweise. Bei überwiegendem Wassermangel, also bei hypertoner Dehydration, findet man ein geringes Harnvolumen mit hohem spezifischem Gewicht. Dabei sind Natrium und Chlorid im Harn in geringen Mengen enthalten. Trotz bestehenden Wassermangels kann jedoch unter bestimmten Bedingungen eine Oligurie ausbleiben, ja sogar eine Polyurie auftreten. Bei isotoner und hypotoner Dehydration kann es nach anfänglicher Oligurie infolge Störung der Harnkonzentrierung zur Ausscheidung normaler oder erhöhter Harnmengen mit niedrigem spezifischem Gewicht kommen. Die Ausscheidung von Natrium und Chlorid ist bei diesen Störungen oft hochgradig herabgesetzt.

Nach diesen Hinweisen wollen wir uns den klinisch bedeutsamen Veränderungen des Wasser- und Salzhaushaltes zuwenden (Abb. 9).

Tabelle 1. *Wichtige Meßgrößen bei verschiedenen Störungen des Wasser- und Natriumstoffwechsels* (Modifiziert nach SCHWAB)

Art der Störung	Erythrocytenzahl, Hb-Gehalt	Protein-gehalt	Hämatokrit	Mittleres Erythrocytenvolumen	Mittlerer Hb-Gehalt der Erythrocyten	Natrium im Plasma	Bemerkungen
Isotone Hyperhydration	erniedrigt	erniedrigt	erniedrigt	normal	normal	normal	Vorwiegende Veränderungen des extracellulären Raumes
Isotone Dehydration	erhöht	erhöht	erhöht	normal	normal	normal	
Hypotone Hyperhydration	erniedrigt	erniedrigt	mäßig erniedrigt	erhöht	erniedrigt	mäßig erniedrigt	Vorwiegende Veränderungen des intracellulären Raumes
Hypertone Dehydration	erhöht	erhöht	mäßig erhöht	erniedrigt	erhöht	mäßig erhöht	
Hypertone Hyperhydration	erniedrigt	erniedrigt	stark erniedrigt	erniedrigt	erhöht	erhöht	Die Veränderungen des intracellulären und extracellulären Raumes sind gegensinnig
Hypotone Dehydration	erhöht	erhöht	stark erhöht	erhöht	erniedrigt	erniedrigt	

I. Hyperhydrationszustände

1. Isotone Hyperhydration

Die Ansammlung isotonischer Flüssigkeit führt zu einer Ausweitung des extracellulären Raumes ohne Änderung der Osmolarität, so daß die intracelluläre Flüssigkeit wenigstens zu Beginn der Störung unver-

ändert bleibt. Die Erythrocytenzahl, der Hämoglobin- und Proteingehalt sowie der Hämatokrit nehmen ab. Das mittlere Erythrocytenvolumen und die mittlere Hämoglobinkonzentration der Erythrocyten
sind dagegen normal, da keine Änderung der Osmolarität vorliegt
(Tabelle 1). Der Natriumwert und derjenige der übrigen Elektrolyte
im Plasma ist bei den isotonen Störungen praktisch unverändert. Man
spricht bei diesem Zustand von isotoner Hyperhydration oder nach
SARRE (377) auch von einer absoluten Hydration.

Isotone Hyperhydrationszustände werden nach übergroßen Infusionen isotonischer Lösungen vor allem bei gleichzeitig gestörter Nierenfunktion beobachtet. Am häufigsten findet man in der Klinik das Bild
der isotonen Hyperhydration mit generalisierten Ödemen bei Herzinsuffizienz, nephrotischem Syndrom und dekompensierter Lebercirrhose
(Abb. 9).

Die klinischen Symptome sind durch die Ausweitung des extracellulären Raumes geprägt. Dabei können größere Flüssigkeitsmengen
retiniert werden, ohne daß ein manifestes Ödem in Erscheinung tritt
(Präödem). Ist die Zunahme der extracellulären Flüssigkeit so ausgeprägt, daß sie klinisch in Erscheinung tritt, so spricht man von Ödembildung. Während der Ödementwicklung besteht eine gegenüber der
Zufuhr verminderte Ausscheidung von Wasser und Natrium.

2. Hypotone Hyperhydration

Die alleinige oder überwiegende Zufuhr bzw. Retention von Wasser
bewirkt eine proportionale Zunahme aller Flüssigkeitsräume, da die
Zellmembranen der Diffusion von Wasser kein Hindernis entgegen-
setzen. Die Osmolarität im extracellulären und intracellulären Raum
nimmt deshalb ab. So sind die Erythrocytenzahl, der Hämoglobin-
und Proteingehalt erniedrigt, der Hämatokrit zeigt dagegen nur geringe Veränderungen. Das mittlere Erythrocytenvolumen ist erhöht,
der mittlere Hämoglobingehalt der Erythrocyten erniedrigt, so daß
also beide Größen die Zunahme der intracellulären Flüssigkeit anzeigen
(Tabelle 1). Die Elektrolyte im Plasma sind mäßig erniedrigt. Man
spricht bei diesem Zustand von hypotoner Hyperhydration oder nach
SARRE (377) von absoluter und relativer Hydration. Beim Auftreten
schwerer klinischer Symptome ist auch die Bezeichnung Wasserver-
giftung oder Wasserintoxikation üblich.

Derartige hypotone Hyperhydrationszustände treten nach über-
mäßiger Zufuhr von Trinkwasser, nach intensiver Magenspülung mit
Wasser oder intravenöser Infusion salzfreier Flüssigkeit dann auf, wenn
die schnelle Ausscheidung des zugeführten Wassers gestört ist. Eine
solche Ausscheidungsstörung für Wasser beobachtet man vor allem bei
Nierenkrankheiten, dann aber auch bei Nebennierenrindeninsuffizienz,

bei Leberkrankheiten, bei Zuständen von Unterernährung, bei Anämien, chronischen Darmkrankheiten, bei Herzinsuffizienz im Zustand der Verdünnungshyponatriämie sowie in der postoperativen Phase (Abb. 9).

Das Symptomenbild ist in den frühen Stadien durch Übelkeit, Schwäche und Apathie, später durch Erbrechen, Durchfälle, schnelle und angestrengte Atmung, Verwirrtheitszustände, Krampfanfälle und Bewußtlosigkeit gekennzeichnet. Im fortgeschrittenen Zustand kann es zu Lungenödem kommen. Das Fehlen stärkerer Ödembildung ist darauf zurückzuführen, daß sich die zugeführte Flüssigkeit ganz überwiegend in den Zellen ansammelt, weniger im extracellulären Raum. Das anfangs große Harnvolumen nimmt immer mehr ab und es kann sogar Anurie entstehen. Ein Teil der klinischen Zeichen (Hyperventilation, Verwirrtheitszustände, Oligurie, Lungenödem) können nach HEGGLIN (182a) durch eine akute Herzinsuffizienz als Folge einer Überlastung erklärt werden, andere (Erbrechen, Kopfschmerzen, Bradykardie, Apathie, Bewußtlosigkeit) als Folge eines gesteigerten Hirndrucks.

3. Hypertone Hyperhydration

Die Zufuhr oder Retention von mehr Natrium als Wasser führt zu einer Erhöhung des osmotischen Drucks im extracellulären Raum. Infolgedessen kommt es zu einem Einstrom von Zellflüssigkeit bis die Osmolaritäten im extra- und intracellulären Raum einander gleich sind. Wegen der Zunahme des intravasalen Anteils der extracellulären Flüssigkeit nehmen die Erythrocytenzahl, der Hämoglobin- und Proteingehalt sowie besonders der Hämatokrit infolge gleichzeitiger cellulärer Dehydration ab (Tabelle 1). Die Elektrolyte sind mäßig erhöht. Diese Störung, die durch eine Vergrößerung des extracellulären und Verkleinerung des intracellulären Flüssigkeitsvolumens gekennzeichnet ist, wird als hypertone Hyperhydration, von SARRE (377) auch als absolute Hydration und relative Dehydration bezeichnet.

Derartige Zustände werden bei übermäßig großen Infusionen hypertonischer Lösungen oder bei Kochsalzinfusionen bei Nierenkranken beobachtet (Abb. 9).

Das klinische Bild stimmt weitgehend mit demjenigen der isotonen Hyperhydration überein.

II. Dehydrationszustände

1. Isotone Dehydration

Ein Verlust von Wasser und Salz in isotonischem Verhältnis führt zu einer Verminderung der extracellulären Flüssigkeit bei gleichbleibender Osmolarität. Das intracelluläre Flüssigkeitsvolumen ändert sich nicht. Die Abnahme des intravasalen Anteils der extracellulären Flüssigkeit führt zu einer Steigerung der Erythrocytenzahl, des Hämoglobin- und Proteingehaltes sowie des Hämatokrits (Tabelle 1). Die Natrium- und Chloridkonzentration des Plasmas ändern sich nicht. Man spricht bei diesem Zustand von einer isotonen Dehydration oder nach SARRE (377) auch von absoluter Dehydration.

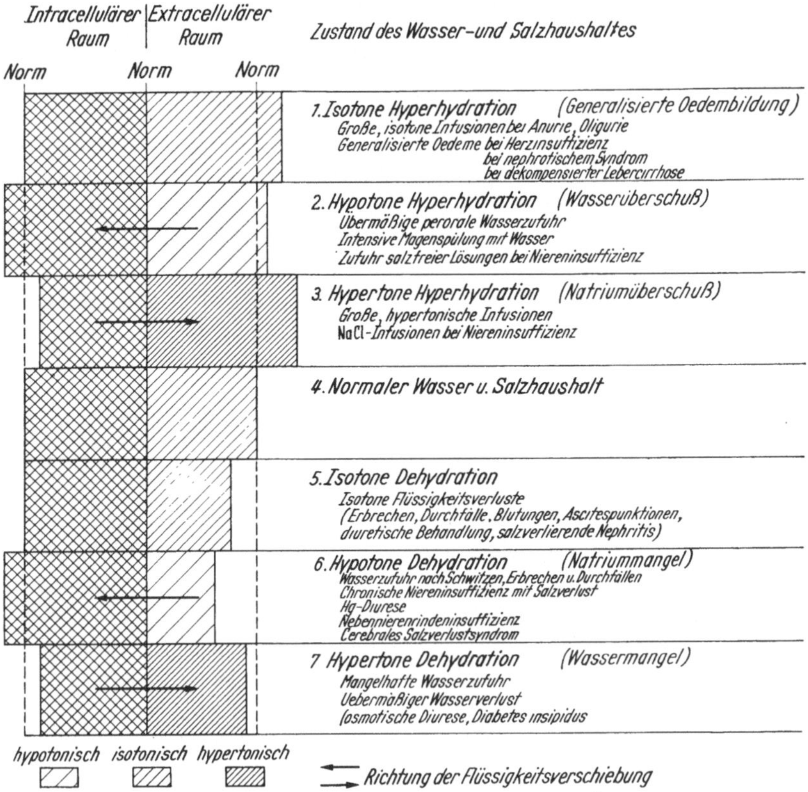

Abb. 9. Störungen des Wasser- und Salzhaushaltes. (Darstellung von Änderungen des Volumens und der Osmolarität im intra- und extracellulären Raum)

Isotone Dehydrationszustände entstehen durch Flüssigkeitsverluste, die gegenüber den Körperflüssigkeiten isoton sind, z. B. durch Erbrechen, Durchfälle, Verluste aus Fisteln, daneben aber auch im Anschluß an Blutungen, Ascitespunktionen, nach Verwendung von Diuretica und bei der salzverlierenden Nephritis (Abb. 9).

Das klinische Bild stimmt weitgehend mit dem der hypotonen Dehydration überein. Wenn die isotone Dehydration schnell eintritt, dann steht die Kreislaufschwäche im Vordergrund des klinischen Bildes

(Schockphase). Im Gegensatz zur hypotonen Dehydration besteht starkes Durstgefühl. Dieses scheint durch die gleichzeitige Überwässerung der Zellen bei der hypotonen Dehydration verhindert zu werden.

2. Hypotone Dehydration

Geht mehr Natrium als Wasser verloren, so kommt es zu einer Verminderung der extracellulären Flüssigkeit und zu einem Absinken ihrer Osmolarität. Infolgedessen muß Wasser aus dem extracellulären in den intracellulären Raum abströmen. Das extracelluläre Volumen wird hier sowohl durch Verlust nach außen als auch durch Abstrom von Flüssigkeit in die Zellen vermindert. Die Abnahme des intravasalen Anteils bedingt einen Anstieg der Erythrocytenzahl, des Hämoglobin- und Proteingehaltes sowie des Hämatokrits. Die celluläre Hydration führt zu einer Erhöhung des mittleren Erythrocytenvolumens und zu einer Abnahme der mittleren Hämoglobinkonzentration der Erythrocyten (Tabelle 1). Die Elektrolyte sind erniedrigt. Der Rest-Stickstoff ist in der Regel stark erhöht (urémie par manque de sel), während er bei der hypertonen Dehydration nur eine mäßige Steigerung aufweist. Man spricht bei dieser Störung von hypotoner Dehydration, nach SARRE (377) von absoluter Dehydration und relativer Hydration oder nach KERPEL-FRONIUS (219) von Salzmangelexsiccose bzw. Salzmangelsyndrom.

Diese Zusammenhänge lassen erkennen, daß beim vorwiegenden Natriummangel die Verminderung der extracellulären Flüssigkeit, besonders auch ihres intravasalen Anteils, sehr viel stärker ausgeprägt ist, als bei überwiegendem Wassermangel. So verwundert es nicht, daß das klinische Bild deutliche Unterschiede gegenüber der infolge vorwiegenden Wassermangels bedingten hypertonen Dehydration zeigt.

Zustände mit hypotoner Dehydration finden sich bei reichlicher Wasserzufuhr nach Schwitzen, Erbrechen und Durchfällen, ferner bei Störungen der Nierenfunktion, bei denen Natrium und Chlorid nicht hinreichend gut rückresorbiert werden. Wenn auch noch die Salzzufuhr eingeschränkt ist, muß eine hypotone Dehydration daraus resultieren. Schließlich können auch kräftig wirkende Diuretica, vor allem Quecksilberpräparate, bei häufigem Gebrauch übergroße Verluste von Natrium und Chlorid erzeugen. Bei Nebennierenrindeninsuffizienz (Morbus Addison) und nach Adrenalektomie kann der Verlust von Natriumchlorid und damit das Auftreten einer hypotonen Dehydration durch Zufuhr einer salzreichen Kost meist vermieden werden. Das sog. cerebrale Salzverlustsyndrom, dessen Pathogenese unbekannt ist, wird bei den verschiedensten Gehirnerkrankungen beobachtet. Dabei werden große Mengen von Natrium und Chlorid im Harn ausgeschieden (Abb. 9).

Nach HEGGLIN (182a) läßt sich die vorwiegende Natriumverarmung
(hypotone Dehydration) vom vorwiegenden Wassermangel (hypertone
Dehydration) klinisch durch das Auftreten einer Tachykardie, die Erniedrigung des Blutdrucks und die Neigung zu orthostatischen Kollaps-
zuständen unterscheiden. Sie sind in erster Linie Folge einer durch
den Natriummangel bedingten starken Verminderung der extracellulären Flüssigkeitsmenge. Das Hauptsymptom des Wassermangels, der
Durst, ist hier infolge der gleichzeitigen Überwässerung der Zellen viel
weniger ausgeprägt. Dagegen stehen die Allgemeinerscheinungen, die
Ausdruck einer cellulären Hyperhydration sind, wie allgemeine Müdigkeit, Schwäche, Übelkeit, Erbrechen, Muskelkrämpfe, Kopfschmerzen,
Apathie, Bewußtseinsstörungen viel stärker im Vordergrund. Die Haut
fühlt sich kalt an, Faltenbildungen verschwinden nur allmählich.

3. Hypertone Dehydration

Der überwiegende Verlust von Wasser bewirkt eine proportionale
Abnahme der intravasalen, interstitiellen und intracellulären Flüssigkeit mit einem Anstieg der Osmolarität in diesen Räumen. Die Abnahme auch des intravasalen Anteils der extracellulären Flüssigkeit
bewirkt eine Zunahme der Erythrocytenzahl, des Hämoglobin- und
Proteingehaltes sowie der Natrium- und Chloridkonzentration im
Plasma. Die Zunahme des Hämatokrits ist infolge der begleitenden
Hyperosmolarität im extracellulären Raum und der dadurch ver-
ursachten Verminderung des Erythrocytenvolumens nur gering ausgeprägt (Tabelle 1). Der Hämatokrit ist hier also keine empfindliche
Meßgröße. Dieser Zustand wird als hypertone Dehydration, von SARRE
(377) auch als absolute Dehydration und relative Dehydration, von
KERPEL-FRONIUS (219) als Durstexsiccose bezeichnet.

Die mangelnde Wasserzufuhr ist der häufigste Grund für eine hypertone Dehydration. Besonders gefährdet sind Kranke, die wegen Bewußtseinsstörungen kein Durstgefühl äußern können, vor allem, wenn
sie gleichzeitig ungewöhnliche Wasserverluste durch Erbrechen, Durchfälle oder Schwitzen aufweisen. Ein Wassermangel kann auch dann
auftreten, wenn bei Schwerkranken, die mit Magen- oder Darmsonden
künstlich ernährt werden, infolge des reichen Gehaltes der Nahrung an
Eiweiß und Glucose eine osmotische Diurese auftritt. Beim Diabetes
insipidus liegt schließlich infolge mangelhafter Adiuretinproduktion eine
ungenügende renale Rückresorption von Wasser vor (Abb. 9).

Durst, Trockenheit von Haut und Schleimhäuten sowie Oligurie sind
die wesentlichen klinischen Symptome des Wassermangels. Sie erklären
sich durch die Einschränkung der extrarenalen und renalen Wasserabgabe. Die physikalische Temperaturregulation ist gestört, weshalb
man besonders im Kindesalter nicht selten Fieber beobachtet. In fort-

geschrittenen Fällen treten allgemeine Schwäche, Unruhe, deliriöse Zustände und Koma hinzu. Erst jetzt wird auch eine Beteiligung des Kreislaufs mit Kollapsneigung, Blutdruckerniedrigung und Tachykardie beobachtet.

C. Bedeutung des Adiuretins bei der homöostatischen Regulation der Körperflüssigkeiten unter physiologischen und pathologischen Verhältnissen

I. Geschichte des Adiuretins

Nachdem J. P. FRANK (137) bereits 1794 den Diabetes mellitus vom Diabetes insipidus unterschieden hatte, konnte E. FRANK (136) den

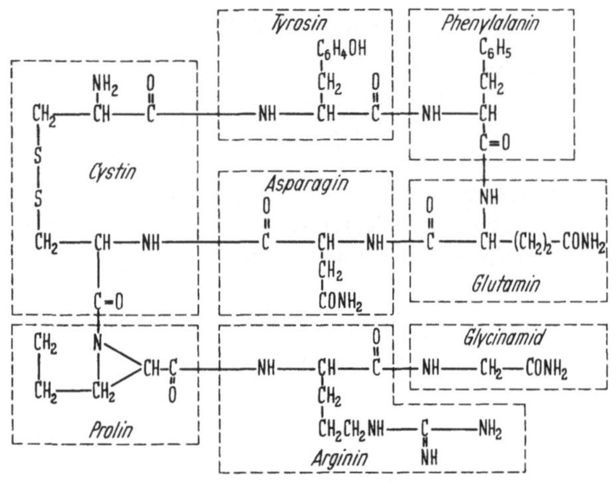

Abb. 10. Strukturformel von Adiuretin. (Nach DU VIGNEAUD u. Mitarb.)

letzteren im Jahre 1910 auf eine Unterfunktion des Hypophysenhinterlappens zurückführen. Kurz darauf wurde auch die therapeutische Wirkung von Hypophysenhinterlappenextrakten beim Diabetes insipidus festgestellt. DU VIGNEAUD u. Mitarb. (471) gelang es schließlich in den Jahren 1953—1955 aus dem Hypophysenhinterlappen die Hormone Adiuretin und Oxytocin zu isolieren und zu synthetisieren. Sie unterscheiden sich chemisch durch zwei verschiedene Aminosäurenreste, so daß heute nicht nur ihre biologische sondern auch chemische Verschiedenheit allgemein anerkannt wird. Hingegen ist das Adiuretin mit dem Vasopressin identisch. Es handelt sich um ein aus acht Aminosäuren zusammengesetztes Peptid, das über die Schwefelbrücke zu einem Ring geschlossen ist (Abb. 10). Da die blutdrucksteigernde Eigenschaft des Hormons im Gegensatz zur antidiuretischen Wirkung nicht eine physiologische Wirkung darstellt, sondern ein zufälliger pharmakologischer Effekt bei unphysiologischer Überdosierung ist, ist der Ausdruck antidiuretisches Hormon oder Adiuretin vorzuziehen.

II. Produktionsstätte des Adiuretins

BARGMANN (19), HILD und ZETLER (194), E. und B. SCHARRER (383) nehmen an, daß die Adiuretinbildung nicht im Hypophysenhinterlappen (Neurohypophyse) erfolgt, sondern daß dieser das ihm aus den Kerngebieten des vorderen Hypothalamus (Nuclei supraoptici et paraventriculares) über den Tractus supraoptico-hypophyseus auf neurosekretorischem Wege zugeleitete Hormon lediglich speichert und ausscheidet (Abb. 11). Möglicherweise aber erfolgt die Neubildung von Neurosekret nicht nur in den Kernen, sondern auch in der Bahn und im Hypophysenhinterlappen selbst. Nach BARGMANN (18, 20), BARGMANN u. Mitarb. (22) versteht man unter Neurosekretion jene Form stofflicher Leistung von Ganglienzellen, die ihren morphologischen Ausdruck in der Bildung granulärer oder tropfiger kolloidaler, nicht degenerativer Produkte im Cytoplasma des Neurons findet. Die neurosekretorischen Ganglienzellen, die von E. und B. SCHARRER (382, 383) auch als Drüsennervenzellen bezeichnet wurden, werden dem System der innersekretorisch aktiven Elemente zugerechnet. Derartige Nervenzellen kommen in charakteristischer Lokalisation im Nervensystem vor, wo sie gelegentlich umfangreiche Kerngebiete aufbauen. Eines ihrer Merkmale ist der außerordentliche Wechsel des Strukturbildes. Er beruht auf der Folge von Bildung, Reifung, Vergrößerung und Schwinden der Sekretkörnchen. HILD und ZETLER (195, 196) gewannen Extrakte aus isolierten neurosekretorischen Zwischenhirnkernen, dem zum Hinterlappen führenden Bahnabschnitt und dem Hinterlappen selbst, die sie miteinander verglichen. Die Autoren konnten zeigen, daß nur in diesen Hirnabschnitten Adiuretin enthalten ist. Weiter konnte von FISHER u. Mitarb. (128a), RANSON und MAGOUN (352) nachgewiesen werden, daß ein Diabetes insipidus nicht nur bei Ausfall des Hypophysenhinterlappens, sondern auch bei Unterbrechung des Tractus supraoptico-hypophyseus und bei Zerstörung der Kerngebiete auftritt, womit die Wirksamkeit des neurosekretorischen Zwischenhirnsystems weiter gefestigt erscheint.

III. Nachweis des Adiuretins

Der Nachweis von Adiuretin erfolgt nach DICKER und GINSBURG (97), CRAWFORD und PINKHAM (78) durch die Bestimmung der Wirkung auf die Wasserdiurese oder die osmotische Urinaktivität hydratisierter Säugetiere, beispielsweise von Ratten. In neuerer Zeit haben BUCHBORN (43) sowie VORHERR und FRIEDBERG (473) empfindliche Teste für den Nachweis des Adiuretins an der Erdkröte bzw. an der Ratte entwickelt.

IV. Biologische Eigenschaften des Adiuretins

In adäquater Dosierung verhindert das antidiuretische Hormon unabhängig von der Wasserbelastung jegliche Diurese. Andererseits wird bei Verdünnung des Serums durch Wasseraufnahme oder Mineralverlust die Adiuretinausscheidung vermindert und damit eine Wasserdiurese erzeugt, die die Serumosmolarität wieder erhöht und normalisiert. Bei Ansteigen der Serumosmolarität durch Wasserentzug oder Kochsalzgabe wird die Adiuretinproduktion vermehrt. Durch entsprechende Flüssigkeitsretention wird versucht, die Serumosmolarität in die Normallage zurückzubringen (Abb. 12).

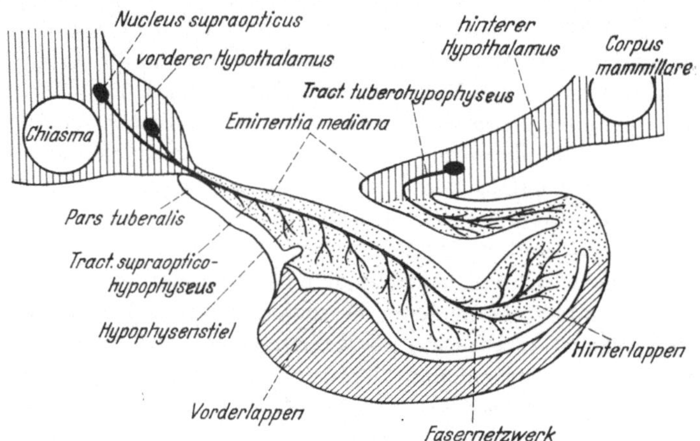

Abb. 11. Anatomische Verhältnisse des hypothalamisch-hypophysären Systems

Was den *Angriffspunkt des Adiuretins* an der Niere anbetrifft, so nehmen wir heute auf Grund der Untersuchungen von WIRZ u. Mitarb. (497), WIRZ (492, 495, 496), BERLINER u. Mitarb. (37), SAWYER und SCHISGALL (378), ULLRICH u. Mitarb. (444, 445), KRAMER (226, 227), MOYER und FUCHS (314), WESSON und ANSLOW (483), WESSON u. Mitarb. (484) an, daß es die Durchlässigkeit der Wandung des distalen Tubulusabschnittes und der Sammelrohre für Wasser je nach den Bedürfnissen des Organismus verändert.

V. Regulation der Sekretion des Adiuretins

1. Osmoregulation

Es ist seit langem bekannt, daß die Verabfolgung von hypertonischer Kochsalzlösung an Ratten von einer Antidiurese gefolgt ist. Den nach diesen Befunden vermuteten Zusammenhang zwischen Serumosmolarität und Adiuretinausschüttung konnte VERNEY (457—459) in den Jahren 1946—1948 experimentell beweisen. Er zeigte, daß die Injektion schwach hypertonischer Kochsalzlösung in die Arteria carotis communis eine Verminderung der Wasserausscheidung bewirkt, während die gleiche Injektion in eine Vene ohne Wirkung bleibt. Auf Grund der Versuche von VERNEY (458, 462) an Hunden ergab sich, daß eine Steigerung des osmotischen Druckes in der Arteria carotis communis um 2% genügt, um die Neurohypophyse zur Abgabe einer Mikroeinheit Adiuretin pro Sekunde zu veranlassen und so den Urinfluß zu drosseln. VERNEY (457) schloß daraus, daß in den von der Arteria carotis interna versorgten Gehirngebieten *Osmoreceptoren* vorhanden sein müssen, die die Abgabe des Adiuretins regeln. Sie werden bilateral in die vorderen Abschnitte des Hypothalamus, in die Nuclei supraoptici et paraventriculares lokalisiert (Abb. 11). Von besonderem Interesse ist die von SPENGLER und HUBER (418a) in diesem Gebiet beobachtete enge Verbindung zwischen Ganglienzellen und Gefäßen, die mit einer derartigen osmorezeptiven Funktion zusammenhängen könnte. Zwischen plötzlich einsetzender maximaler Hydration, wie sie der Wasserstoß nach VOLHARD darstellt, und dem Einsetzen der maximalen Diurese besteht beim Menschen eine Latenzzeit von etwa 30 min. Diese Zeit dürfte der notwendigen Dauer zum Abbau des im Körper zirkulierenden Adiuretins entsprechen. Die Förderung und die Hemmung der Ausschüttung des Adiuretins erfolgen dagegen wahrscheinlich unmittelbar auf die wahrgenommenen Schwankungen des osmotischen Druckes (Abb. 12).

BUCHBORN (44) hat mit seinem Erdkrötentest die quantitativen Beziehungen zwischen Adiuretingehalt im Blut und verschiedenen Fak-

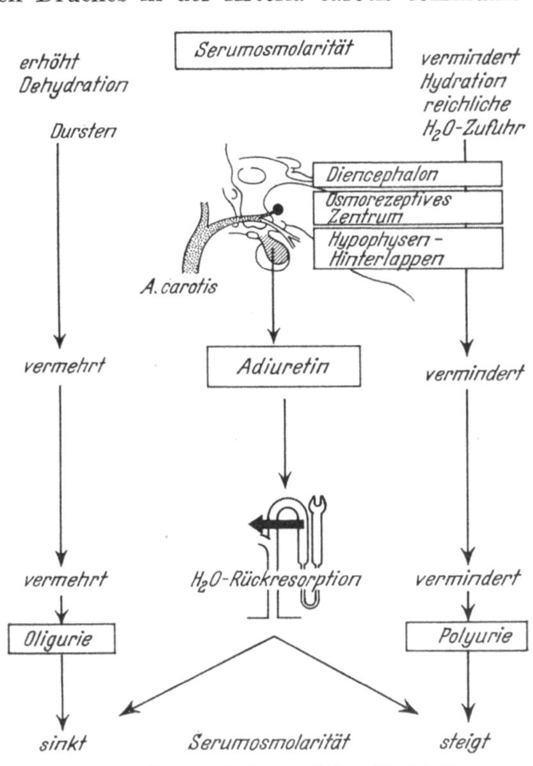

Abb. 12. Osmoregulation der Körperflüssigkeiten

toren des Wasser- und Mineralhaushaltes untersucht. Dabei ließ sich eine enge *Korrelation des Adiuretin-Plasmaspiegels zur Serumosmolarität* nachweisen, indem der Adiuretinspiegel im Plasma sowohl bei Gesunden als auch bei Kranken proportional der Osmolarität des Serums ansteigt. Weitere Untersuchungen von BUCHBORN (45, 47) ergaben zudem, daß die Adiuretinausschüttung aus dem Hypophysenhinterlappen nicht der Gesamtosmolarität des Serums, sondern dem effektiven osmotischen Druck korreliert ist, der durch Subtraktion der Harnstoffpartialosmolarität von der Gesamtosmolarität errechnet wird. Daraus folgt, daß nicht der Absolutwert der Serumosmolarität die Adiuretin-Ausschüttung reguliert, und daß daher auch nicht dieser selbst eine konstant gehaltene Reglergröße darstellt. Vielmehr nimmt BUCHBORN (45, 46) an, daß der zwischen intracellulärer Flüssigkeit und dem Plasma herrschende effektive Konzentrationsunterschied (Gradient) für die Ausschüttung des antidiuretischen Hormons maßgebend ist. Das Adiuretin steht damit im Dienste der intracellulären Wasserkonservierung und gewährleistet eine optimale Ionenkonzentration, wie sie für die Aufrechterhaltung der Lebensprozesse in der Zelle von ungleich größerer Bedeutung ist als die Höhe der Osmolarität im Plasma und im extracellulären Raum.

2. Volumenregulation

Eine Ausnahme von der osmotischen Regulation der Adiuretinsekretion ist nach BUCHBORN (44) bei akuten Veränderungen des Plasmavolumens wie Ascitespunktionen mit Nachströmen von Flüssigkeit in den Ascitesraum, Aderlässen, Blutungen zu beobachten. Hierbei zeigt sich eine Erhöhung des Adiuretinspiegels im Blut, die über die auf Grund der veränderten Serumosmolarität zu erwartende weit hinausgeht. Umgekehrt findet sich bei akuten Plasmavolumenzunahmen wie Transfusionen, Infusionen ein Abfall des Adiuretinspiegels. Dies stimmt mit den schon längst bekannten Beobachtungen überein, wonach bei akuter Plasmavolumenverminderung Diuresehemmungen beobachtet werden können, während andererseits akute Plasmavolumenvermehrungen zu einer Diurese führen. Beides geschieht unabhängig von der Serumosmolarität. Es wurden darum neben den Verneyschen Osmoreceptoren auch Volumenreceptoren postuliert, die von EPSTEIN u. Mitarb. (116), STRAUSS u. Mitarb. (433) im Gebiet des Diencephalons (Nucleus supraopticus?) vermutet werden (Abb. 21).

Nach den Untersuchungen von HENRY u. Mitarb. (185—187), GAUER und HENRY (155), GAUER und SIEKER (156), GAUER (153) kommen wahrscheinlich im linken Vorhof und auch in den Lungenvenen *Dehnungsreceptoren* vor, von denen aus je nach der diastolischen Füllung auf dem Wege über Vagus-Diencephalon-Tractus supraoptico-hypo-

physeus-Neurohypophyse die Diurese gesteuert wird. Die erwähnten
Autoren fanden, daß alle Maßnahmen, die die Gefäßfüllung im Thorax
zum Absinken bringen, wie Blutverlust, Überdruckatmung, Orthostase
zu einer Abnahme der Urinausscheidung führen, während umgekehrt
alle Maßnahmen, die die Gefäßfüllung im Thorax erhöhen, wie Blut-
transfusionen, Unterdruckatmung, Kopftieflagerung die Urinausscheidung vermehren. Nach GAUER (153) besteht das Ziel der Regelung
des Blutvolumens in der Aufrechterhaltung eines adäquaten intrathora-
kalen Blutvorrates für das linke Herz. Diese Regulation erfolgt in enger
Verbindung mit der gleichzeitigen Steuerung des Natriumhaushaltes,
indem sich Adiuretin und Aldosteron synergistisch beeinflussen (Abb. 21).

VI. Klinische Bedeutung des Adiuretins

1. Primäres Hypofunktionssyndrom des Adiuretins

Störungen des Hypothalamus-Neurohypophysensystems mit Ausfall des antidiuretischen Hormons führen zum Krankheitsbild des
Diabetes insipidus, das durch Polyurie von 5—20 Litern täglich mit entsprechender Polydipsie und fehlender Konzentrationsfähigkeit der
Nieren gekennzeichnet ist. Wenn eine Unterfunktion der Adiuretin-
produktionsstätte vorliegt, spricht man auch von einem Diabetes insipidus neurohypophyseus. Beim Diabetes insipidus renalis, dem sog.
vasopressinresistenten nephrogenen Diabetes insipidus, handelt es sich
um eine seltene kongenitale und hereditäre Form, die auf einem Nicht-
ansprechen der distalen Nierentubuli auf normal gebildetes und ge-
nügend ausgeschüttetes Adiuretin beruht.

2. Primäres Hyperfunktionssyndrom des Adiuretins

Eine Überproduktion von antidiuretischem Hormon ist bei verschiedenen Zuständen mit Oligurie und Ödemneigung vermutet und als
Diabetes tenifluus beschrieben worden. Der Nachweis, daß dabei zu
viel antidiuretisches Hormon gebildet oder ausgeschüttet wird, ist aber
nach LABHART (231) nie schlüssig geführt worden. Es sprechen im Gegenteil verschiedene Befunde gegen eine solche Annahme, so die Tatsache,
daß es nach LARAGH u. Mitarb. (242) möglich ist, experimentell trotz
Vorliegen eines Diabetes insipidus Ödeme zu erzeugen. Immerhin hat
HERKEN (189) in Analogie zu GAUNT u. Mitarb. (157) kürzlich an Hand
von Rattenversuchen die Bedeutung des Adiuretins bei der Pathogenese
des Ödems erneut in den Vordergrund gestellt. Nach MULLER (315)
handelt es sich bei der im Verlaufe einer Wasserretention gelegentlich
beobachteten Natriurese vielmehr um eine regulative, aldosteronbedingte
Natriumausschüttung als Folge der Zunahme der Flüssigkeitsvolumina.
In jüngster Zeit haben SCHWARTZ u. Mitarb. (391, 391a) bei 3 Fällen

von Bronchuscarcinom ein Syndrom mit Hyponatriämie und hypertonischem Urin beobachtet, das sie am ehesten auf eine vermehrte Adiuretinproduktion mit Vermehrung des Körperflüssigkeitsvolumens zurückführen zu können glauben.

3. Sekundäre. regulative Veränderungen der Adiuretinsekretion

Regulative Abweichungen werden im Rahmen der verschiedensten Störungen von Wasser- und Salzhaushalt beobachtet. Wenn unsere Kenntnisse hierüber eher dürftig sind, so hängt dies mit Fragen des Adiuretinnachweises zusammen, welcher in allen Fällen auf biologischen Testen beruht. Immerhin haben unter anderem BUCHBORN (48), STEIN u. Mitarb. (428) bei verschiedenen Krankheitszuständen, vor allem Ödemkrankheiten, entsprechende Veränderungen der Adiuretinbildung festgestellt, wobei die Regulation des Wassergehaltes auch hier in Abhängigkeit von der Serumosmolarität erfolgt, die selbst in erster Linie durch das Hauptkation Natrium bestimmt wird. Daraus ergibt sich auch, daß die Natriumretention der Wasserretention vorausgeht.

D. Bedeutung des Aldosterons bei der homöostatischen Regulation der Körperflüssigkeiten unter physiologischen und pathologischen Verhältnissen

I. Geschichte des Aldosterons

THOMAS ADDISON (2) hat vor mehr als 100 Jahren seine berühmte Monographie über die Nebennieren veröffentlicht und damit schon damals ein Gebiet bearbeitet, in dem in neuester Zeit wieder bedeutsame Ergebnisse erzielt worden sind. Nach der Kristallisation der nach WETTSTEIN (486) und GROSS (172) klassischen sechs Hormone aus Nebennierenrindenextrakten, nämlich von Cortison, Cortisol, Corticosteron, 11-Dehydrocorticosteron, 17-α-Hydroxycorticosteron sowie Cortexon (11-Desoxycorticosteron), verblieb eine amorphe Fraktion. Bereits seit den Untersuchungen von WINTERSTEINER und PFIFFNER (490, 491) wußte man, daß diese Fraktion einen ausgesprochen natriumretinierenden Faktor enthält. Die weitere Entwicklung ist gekennzeichnet durch den 1950 gelungenen Nachweis eines natriumretinierenden Stoffes (sodium retaining factor) im Harn Ödemkranker durch DEMING und LUETSCHER (95) und durch die 1952/53 erfolgte Isolierung dieser lange gesuchten mineralstoffwechselwirksamen Substanz durch SIMPSON und TAIT (403), TAIT, SIMPSON und GRUNDY (436), SIMPSON, TAIT, WETTSTEIN, NEHER, v. EUW und REICHSTEIN (404) aus der erwähnten

Nebennierenrindenfraktion. Bereits 1954 gelang der Arbeitsgruppe von SIMPSON, TAIT, WETTSTEIN, NEHER, V. EUW, SCHINDLER und REICHSTEIN (405, 406) die Aufklärung der Konstitution des neuen Mineralocorticoids, und ein Jahr später erfolgte durch SCHMIDLIN, ANNER, BILLETER und WETTSTEIN (384) die Synthese des nun als Aldosteron bezeichneten Stoffes. Die Substanz war in ihren chemischen und biologischen Eigenschaften mit dem erwähnten natriumretinierenden Faktor identisch. Es handelt sich dabei um das 18-Aldocorticosteron (Abb. 13), das in 11-β-Stellung die für Corticosteron und Hydrocortison typische Hydroxylgruppe und in 18-Stellung zusätzlich eine Aldehydgruppe aufweist. In Lösung liegt das Aldosteron nach WETTSTEIN (485) als Cyclohalbacetal vor (Abb. 13). Möglicherweise existieren neben dem

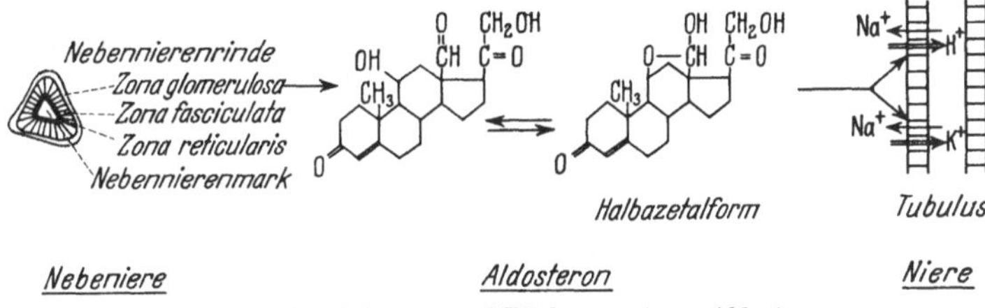

Abb. 13. Produktions- und Wirkungsort von Aldosteron

Cortexon noch andere natürliche Vorstufen von Aldosteron. Nach GROSS (171) werden unter physiologischen Bedingungen somit als eigentliche Nebennierenrindenhormone im wesentlichen Cortisol, Corticosteron, Aldosteron sowie als androgene Wirkstoffe 11-β-hydroxyandrostendion und Adrenosteron sezerniert.

II. Produktionsstätte des Aldosterons

Die auf dem Nachweis morphologischer Veränderungen beruhende Annahme, daß Aldosteron in den Zellen der Zona glomerulosa der Nebennierenrinde (Abb. 13) gebildet wird, ist heute durch die experimentellen Untersuchungen von GIROUD u. Mitarb. (165, 166), AYRES u. Mitarb. (14), SIEBENMANN (398) gesichert. Die Breite der Zona glomerulosa steht nach DEANE u. Mitarb. (91) in Beziehung zur Sekretion von Aldosteron und kann daher als Maß für die Aktivität dieses Teiles der Nebennierenrinde dienen. Als morphologischer Ausdruck einer gesteigerten Tätigkeit der Zellen der Zona glomerulosa findet sich nach EISENSTEIN und HARTROFT (112) zudem eine Anhäufung von Lipiden in Form großer sudanophiler Granula, während eine verminderte Sekretion von Aldosteron zuerst von einem Schwund der Lipide begleitet ist, ohne daß es bereits zu einer Atrophie kommt. Es hat sich auch gezeigt, daß die Zona glomerulosa der Nebennierenrinde bei Abnahme des Verhältnisses von Natrium/Kalium in der Nahrung eine vermehrte Aktivität, bei hohem Natrium- und niedrigem Kaliumgehalt dagegen eine verminderte Aktivität aufweist. Nach Hypophysektomie tritt eine Atrophie der Zona fasciculata und der Zona reticularis auf, dagegen ist die Zona glomerulosa weiterhin gut zu erkennen. Das deutet auf eine weitgehend ACTH-unabhängige Aldosteronproduktion der Nebennierenrinde hin. Unter der Behandlung mit ACTH können die beiden inneren Schichten ihre normale Struktur wieder erlangen, so daß im allgemeinen angenommen wird, daß sie die Produktionsstätte der üblichen Rindenhormone sind.

III. Nachweis des Aldosterons

Eine Voraussetzung für die quantitative Erfassung eines Wirkstoffes sind geeignete Bestimmungsmethoden, mit deren Hilfe es möglich ist, den Einfluß verschiedener Faktoren auf Bildung, Sekretion und Ausscheidung des Hormons zu untersuchen. Anfänglich mußte Aldosteron nach den Angaben von SIMPSON und TAIT (403), KAGAWA u. Mitarb. (216), SINGER und VENNING (409), JOHNSON (209), LIDDLE u. Mitarb. (253), AYRES u. Mitarb. (12) biologisch auf Grund seiner natriumretinierenden Wirkung am nebennierenrindenlosen Tier (Ratte, Hund) getestet werden, während es später nach der Methode von NEHER und WETTSTEIN (329, 330), GENEST u. Mitarb. (161), NOWACZYNSKI u. Mitarb. (338), MOOLENAAR und QUERIDO (307, 308) aus dem Urin physikochemisch isoliert und semiquantitativ bzw. spektrophotometrisch bestimmt wurde.

In neuerer Zeit haben es PEARLMAN (342), AYRES u. Mitarb. (11, 13, 15), ULICK u. Mitarb. (443) mittels der Injektion von mit Tritium markiertem Aldosteron (^{3}H-Aldosteron) möglich gemacht, nicht nur die Aldosteronausscheidung, sondern auch die Aldosteronproduktion zu bestimmen. In allerjüngster Zeit schließlich ist unter Verwendung der von PETERSON u. Mitarb. (345), KLIMAN und PETERSON (222) mit Hilfe von doppelt markiertem Aldosteron (^{3}H- und ^{14}C-Aldosteron) inaugurierten Methode die Möglichkeit geschaffen worden, kleinste Aldosteronmengen von 0,02—0,05 γ zu erfassen.

Obschon diese letzteren Methoden für die Bearbeitung bestimmter Fragestellungen von größter Bedeutung sind, wird man langfristige Studien nur mittels der seit längerer Zeit geübten Aldosteronbestimmung im Urin durchführen können, da diese Untersuchung allein für den Patienten keine zusätzliche Belastung bedeutet und zeitlich unbeschränkt ausgeführt werden kann.

1955 haben NEHER und WETTSTEIN (329, 330) den auch heute am meisten gebräuchlichen physiko-chemischen Aldosteronnachweis im

Harn ausgearbeitet, der eine weitgehend spezifische, semiquantitative Bestimmung der 24 Std-Ausscheidung von Aldosteron und damit Rückschlüsse auf die Aldosteronaktivität im Organismus gestattet.

Die in unserem Laboratorium durchgeführte Bestimmung der täglichen Aldosteronausscheidung im Urin entspricht im wesentlichen der Methode von NEHER und WETTSTEIN (329, 330). Zur Verwendung gelangt dabei der in 24 Std ausgeschiedene, über Chloroform gesammelte und im Kühlschrank aufbewahrte Urin bzw. eine Portion von 1000 ml Harn, wenn die Tagesmenge 1 Liter übersteigt.

Der Arbeitsgang umfaßt vier hauptsächliche Schritte:

1. Hydrolyse,
2. Extraktion,
3. papierchromatographische Auftrennung der Extrakte,
4. semiquantitative Bestimmung des Aldosterons.

1. Hydrolyse

Der zu analysierende Urin wird mit konzentrierter Salzsäure auf p_H 1,5 angesäuert und bei Zimmertemperatur während 24 Std stehengelassen.

2. Extraktion

In einem Scheidetrichter mit Rührer wird der Urin hierauf dreimal mit einem Drittel Volumen Chloroform während 40 min extrahiert. Nach Absetzen der Schichten bzw. Zentrifugieren werden die aldosteronhaltigen Chloroformphasen gesammelt. Die vereinigten Chloroformextrakte werden einmal mit $^1/_{20}$ (0,5) Volumen n/10 NaOH und dreimal mit $^1/_{20}$ (0,5) Volumen Wasser neutral gewaschen, über wasserfreiem Natriumsulfat getrocknet, filtriert und im Stickstoffvacuum abdestilliert. Der Rückstand wird in Aceton gelöst, filtriert, erneut eingeengt und gewogen. Wenn das Trockengewicht 60 mg überschreitet, wird der Extrakt an einer Silikagelsäule gereinigt und die Corticosteroide enthaltende Fraktion wiederum eingeengt, getrocknet und gewogen.

3. Papierchromatographische Auftrennung der Extrakte

Die getrockneten Extrakte werden in Methanol-Chloroform 1:1 gelöst und anschließend im Formamid-Chloroform-System (ZAFFARONI) absteigend präparativ chromatographiert. In diesem System wandert Aldosteron gleich schnell wie Cortison, aber rascher als Hydrocortison. Mit Hilfe gleichzeitig als Indicatoren aufgetragener Standardlösungen von Cortison und Hydrocortison und einer Ultraviolettphotographie des Chromatogramms wird die Lage des Aldosterons bestimmt, die entsprechende Zone ausgeschnitten und mit Methanol eluiert. Das Eluat wird eingeengt, getrocknet und im BUSH-C-System (Acetessigester-Toluol-Methanol-Wasser) descendierend chromatographiert. Auf demselben Chromatogramm werden genau bekannte Standardmengen Hydrocortison als Testsubstanzen aufgetragen. In diesem System wandert Aldosteron gleich weit wie Hydrocortison und trennt sich damit scharf von dem im Extrakt enthaltenen Cortison.

4. Semiquantitative Bestimmung des Aldosterons

Die so erhaltenen Chromatogrammstreifen werden nun durch eine alkalische Tetrazolblaulösung gezogen. Dabei entstehen an den Stellen, an denen reduzierende Steroide liegen, blauviolette Flecken, die mit den Hydrocortisonstandardflecken verglichen und durch Zuordnung von zwei Personen unabhängig bestimmt werden. Hierauf werden die Streifen bei 90⁰ im Brutschrank kurz getrocknet und unter Ultraviolettlicht betrachtet. Anstelle der blauen Flecken sind gelb fluorescierende Zonen entstanden (Natronlaugen-Fluorescenz), die in gleicher Weise wieder bestimmt werden.

Bei normaler Natriumzufuhr (etwa 150—200 meq = 4—5 g Natrium) beträgt die *Aldosteronausscheidung Gesunder* nach der eben beschriebenen und auch von uns verwendeten Methode von NEHER und WETTSTEIN (329, 330) 2—12 γ/24 Std.

Die Nachweisgrenze des Verfahrens liegt bei 0,5 γ Aldosteron. Entsprechend ergeben Wiederfindungsversuche mit reinem Aldosteron eine Ausbeute von 70—80%. Die Reproduzierbarkeit der Resultate ist gut, beträgt doch die Standardabweichung nach eigenen Untersuchungen bei normaler und erhöhter Aldosteronausscheidung weniger als $\pm 10\%$. Lediglich bei extrem tiefen Werten machen sich methodisch bedingte Verluste prozentual stärker bemerkbar. Auch hier übersteigt die Standardabweichung 24% nicht.

IV. Produktionsmenge von Aldosteron

Als Maß für die Aldosteronproduktion wird im allgemeinen die Gesamtausscheidung von Aldosteron (freies und konjugiertes Aldosteron) im 24 Std-Harn betrachtet.

Unter Verwendung der von PEARLMAN (342), AYRES u. Mitarb. (13, 15) ausgearbeiteten Methode ist es möglich geworden, mit in 16-Stellung mit Tritium markiertem Aldosteron (16-^{3}H-Aldosteron) auch die Aldosteronsekretion der Nebennierenrinde zu bestimmen. Dabei wurde festgestellt, daß Aldosteron im Organismus eine durchschnittliche Halbwertszeit von 50 min aufweist und das zugeführte Aldosteron innerhalb von 4 Std in freier und gebundener Form ausgeschieden ist. Auf Grund dieser Befunde wurde die unter normalen Bedingungen von den Nebennieren täglich sezernierte Menge von Aldosteron von AYRES u. Mitarb. (10, 15) auf 170—190 γ berechnet, ein Wert, der recht gut mit den 240 γ bzw. 200 γ übereinstimmt, die später auch von ULICK u. Mitarb. (443), MULLER u. Mitarb. (326) beim Gesunden gefunden wurden. Die durchschnittliche Plasmakonzentration für Aldosteron liegt nach AYRES u. Mitarb. (10, 13, 15) bei 0,03—0,14 γ-%.

Von intravenös injiziertem Aldosteron werden nach LUETSCHER und JOHNSON (268) lediglich etwa 0,2% als freies Hormon unverändert ausgeschieden. Im Gegensatz zu anderen Corticoiden bildet Aldosteron ein Konjugat, das durch Säure leicht gespalten wird und dabei Aldosteron in unveränderter Form freisetzt. Etwa 5% des exogen zugeführten Aldosterons erscheinen im Verlaufe der ersten 24 Std unter der Form dieses Konjugates im Urin.

Unter normalen Bedingungen werden nach AYRES u. Mitarb. (15) im Urin täglich bis zu 0,01 mg oder 10 γ als nichthydriertes Hormon, vorwiegend in gebundener Form, als Glucuronat oder Phosphat ausgeschieden. Die übrigen 95% der täglich durch die Nebennierenrinde produzierten Aldosteronmengen werden abgebaut. Die verschiedenen Stoffwechselprodukte, von denen vor allem die Reduktionsstufen bis zum Tetrahydroaldosteron zu nennen sind, wurden nach BAULIEU (32) u. a. erst zum Teil identifiziert und isoliert. Sie entziehen sich dem Nachweis mit den zur Zeit üblichen Methoden. Damit wird im Urin lediglich ein kleiner Prozentsatz der gesamten Aldosteronsekretion erfaßt. Immerhin scheint die Aldosteronausscheidung nach den Untersuchungen von AYRES u. Mitarb. (11) der Aldosteronsekretion weitgehend korreliert zu sein, vorausgesetzt, daß nicht schwere Abbau- und Ausscheidungsstörungen diese Beziehung stören.

Mit Hilfe der neuerdings von PETERSON u. Mitarb. (345), KLIMAN und PETERSON (222) entwickelten Methode mit doppelter Markierung (^{3}H-, ^{14}C-Aldosteron) wurde die Möglichkeit geschaffen, selbst Aldosteronmengen und deren Schwankungen in einer Größenordnung von 0,02—0,03 γ sowohl im Urin als auch im Blut zu erfassen.

V. Biologische Eigenschaften des Aldosterons

Aldosteron ist das mineralwirksamste der uns zur Zeit bekannten genuinen Nebennierenrindensteroide. Es hemmt nach BARTTER (24), WOLFF (498), WOLFF u. Mitarb. (501, 503), SALASSA u. Mitarb. (373, 374), CONN und LOUIS (69), DINGMAN (98), ROSS u. Mitarb. (368), LLAURADO (257), MOLNAR u. Mitarb. (306) an den mineraleliminierenden Grenzflächen des Organismus (Tubulusepithel, Colonschleimhaut, Speichel- und Schweißdrüsen) die Ausscheidung von Natriumionen und fördert diejenige von Kalium- und Wasserstoffionen (Abb. 13), wobei nach experimentellen Untersuchungen von BARGER u. Mitarb. (17a) beim Hund vor allem hinsichtlich der Natrium-Kalium-Veränderungen keine strenge Parallelität der Verschiebungen nachweisbar ist.

Die stärkste und am besten untersuchte Wirkung entfaltet Aldosteron am Tubulus, wo es die Rückresorption von Natrium etwa 30mal und die Sekretion von Kalium etwa 5mal stärker aktiviert als Cortexon (Desoxycorticosteron). Was den Angriffsort des Aldosterons am tubulären System anbetrifft, so gehen die Meinungen auseinander. BARTTER

(24, 25) hat den Austausch von Natrium- gegen Wasserstoffionen in den proximalen, denjenigen von Natrium- gegen Kaliumionen dagegen in den distalen Abschnitt verlegt. Die unter anderem mit Hilfe der „stop-flow"-Methode von MALVIN u. Mitarb. (282a, 282b, 282c) durchgeführten Untersuchungen von MOREL (311), NICHOLSON (336, 337), sprechen eher für einen Angriffspunkt im proximalen, diejenigen von VANDER u. Mitarb. (446) und VESIN (468a) für einen solchen im distalen Tubulusabschnitt der Nieren.

Die Wirkung von Aldosteron auf den Elektrolytstoffwechsel und den Säure-Basen-Haushalt beruht auch nach intracellulären Untersuchungen von RIECKER und v. BUBNOFF (361, 362) auf Kationenaus-

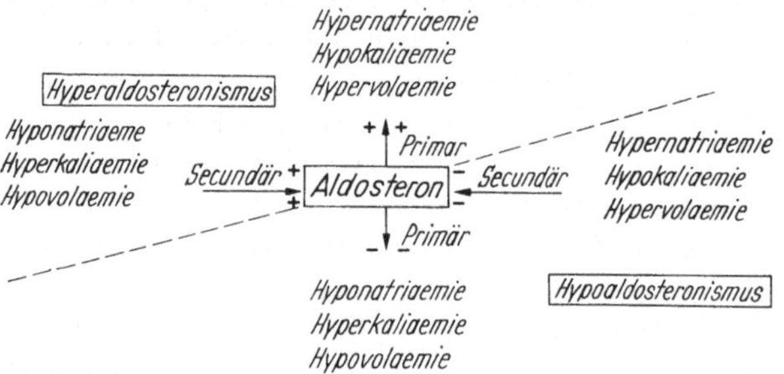

Abb. 14. Primärer und sekundärer Hypo- und Hyperaldosteronismus

tauschreaktionen und ist mit den Wirkungen des Cortexons qualitativ weitgehend identisch.

Eine primär adrenocortical bedingte Erhöhung der Aldosteronsekretion führt somit zu einer positiven Natriumbilanz mit Vermehrung des Natriumgehaltes im Extra- und Intracellulärraum, zu einer negativen Kaliumbilanz und alkalotischen Stoffwechsellage. Umgekehrt bewirkt eine Senkung der Aldosteronsekretion eine Erhöhung der Natriumausscheidung mit Abnahme des Natriumgehaltes in den Körperräumen, eine positive Kaliumbilanz und acidotische Stoffwechsellage (Abb. 14).

Auf dem Wege über den Natriumstoffwechsel greift das Aldosteron indirekt auch in den Wasserhaushalt ein. Ein Anstieg des Natriumgehaltes und damit der Osmolarität in der Extracellulärflüssigkeit veranlaßt nach den Untersuchungen von VERNEY (458, 460, 461), LEAF und MAMBY (244, 245) und BUCHBORN (44) den Hypophysenhinterlappen zu vermehrter Abgabe des Adiuretins, so daß von dem oral aufgenommenen Wasser so viel in den Körperräumen zurückgehalten wird, bis das unter Aldosteronwirkung vermehrte Körpernatrium auf die osmotische Norm verdünnt ist. Diese Beobachtungen zeigen, daß der natriumbewahrende Aldosteronmechanismus und der wasserbewahrende Adiuretinmechanismus in enger gegenseitiger Abhängigkeit funktionieren. Sie stellen nach BARTTER u. Mitarb. (28, 29), WOLFF u. Mitarb. (503), FINE u. Mitarb. (128) Teile eines endokrinen Reglersystems dar, das die Homöostase von Natrium und Wasser in den Körperräumen durch Hemmung oder Förderung der renalen Ausscheidung kontrolliert.

Sekundäre, regulativ bedingte Veränderungen der Aldosteronsekretion lassen sich andererseits auch durch extraadrenocorticale Maßnahmen hervorrufen. So finden wir Anstiege der Aldosteronsekretion hauptsächlich bei Zuständen, die zu einer Natrium- und Wasserverarmung führen, Senkungen der Aldosteronsekretion dagegen bei reichlicher Natrium- und Wasserzufuhr. Der Organismus versucht somit, durch sekundären Hyperaldosteronismus den Natrium- und Wasserverlust einerseits, durch sekundären Hypoaldosteronismus die Natrium- und Wasserüberschwemmung andererseits zu verhindern (Abb. 14). Damit ist gezeigt, daß Aldosteron direkt an der Regulation des Elektrolytgleichgewichtes und indirekt an der des Wasserhaushaltes beteiligt ist.

VI. Regulation der Sekretion des Aldosterons

Obschon feststeht, daß die Steuerung des Aldosterons mit Änderungen des hydromineralen Gleichgewichtes des Organismus zusammenhängt, so ist es doch sehr schwierig, die regulative Bedeutung der beiden Faktoren voneinander getrennt zu untersuchen. Man hat deshalb sowohl an eine Regulation durch die Elektrolyte Natrium und Kalium als auch durch den Hydrationszustand der Körperräume gedacht.

1. Bedeutung der Elektrolyte Natrium und Kalium

Es ist das Verdienst von LUETSCHER u. Mitarb. (261, 263—265), zuerst auf die *Beziehung zwischen Natriumaufnahme und natriumretinierendem Aldosteron* im Urin hingewiesen zu haben. So geht die Einschränkung der Salz- bzw. Natriumeinnahme nach LUETSCHER und CURTIS (264), AXELRAD u. Mitarb. (9), JOHNSON u. Mitarb. (210), MACH (272), MULLER und MACH (318), VENNING u. Mitarb. (448, 452), WOLFF und KOCZOREK (501), NELSON (331), CRABBÉ u. Mitarb. (75—77), DANOWSKY u. Mitarb. (79) und eigenen Untersuchungen mit einer vermehrten Aldosteronausscheidung, die gesteigerte Zufuhr von Salz bzw. Natrium dagegen mit einer verminderten Ausscheidung von Aldosteron im Harn einher (Abb. 15). Andererseits läßt sich nach den Erfahrungen von RENZI u. Mitarb. (359), GROSS und GYSEL (175), GROSS und SCHMIDT (177), KRÜCK (228), RAUSCH-STROOMANN u. Mitarb. (353) u. a. durch Zufuhr von Aldosteron eine Natriumretention erzielen.

Deshalb wurde zunächst angenommen, daß die Natriumkonzentration des Plasmas den regulatorischen Faktor für die Aldosteronsekretion darstellt. BARTTER u. Mitarb. (24, 28, 29), D'ARCY und HOWARD (80),

Duncan u. Mitarb. (104) haben jedoch nachgewiesen, daß weder die Konzentration von Natrium im Plasma noch in anderen Körperflüssig-

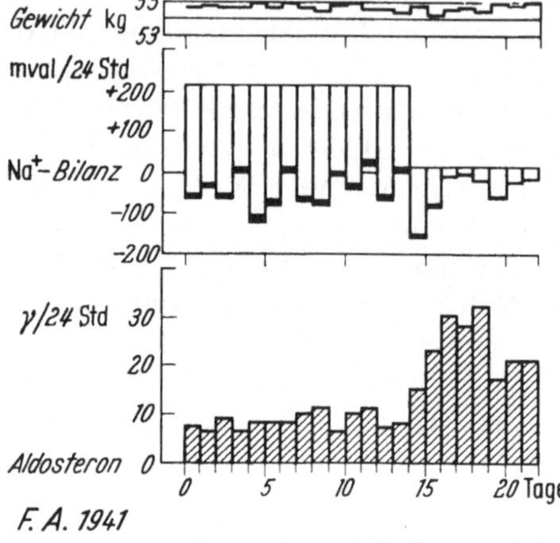

Abb. 15. Abhängigkeit der Aldosteronausscheidung
von der Natriumzufuhr

keiten die Aldosteronproduktion und -ausscheidung beeinflußt, sondern daß die Sekretion von Aldosteron durch andere Mechanismen gesteuert werden muß.

Auch *Änderungen der Kaliumzufuhr* vermögen die Aldosteronsekretion zu beeinflussen, wenn auch die Auswirkungen weniger deutlich sind als beim Natrium. Die Kaliumzufuhr kann nach Luetscher und Curtis (264), Laragh und Stoerk (240, 241), Falbriard u. Mitarb. (120) mit vermehrter, der Kaliumverlust mit verminderter Sekretion von Aldosteron einhergehen. Im Gegensatz zum Natrium besteht somit eine positive Korrelation zwischen Kalium-

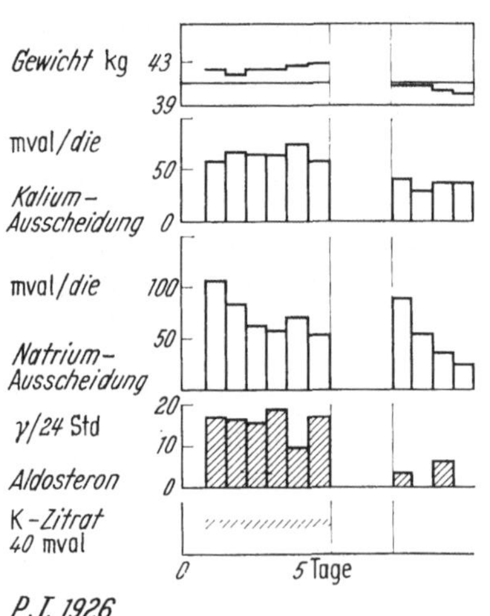

Abb. 16. Abhängigkeit der Aldosteronausscheidung von der Kaliumzufuhr

aufnahme und Aldosteronausscheidung. Untersuchungen von Falbriard u. Mitarb. (120) sprechen dafür, daß Änderungen der Kaliumzufuhr die Sekretion von Aldosteron dann beeinflussen, wenn sie gleichzeitig mit Änderungen des Natriumumsatzes und der zirkulierenden Blutmenge einhergehen. Unter Kaliummangel nimmt die Aldosteronausscheidung ab, wenn gleichzeitig eine Natriumretention und eine Zunahme der zirkulierenden Blutmenge auftreten. Die Kaliumzufuhr fördert die Aldosteronausscheidung, wenn damit ein Natrium- und Wasserverlust verbunden ist.

Somit wird die Aldosteronproduktion offenbar nicht direkt durch Schwankungen des Kaliumgehaltes im Organismus beeinflußt, sondern auf dem Umweg über die sich daraus ergebenden Änderungen der Natriumverteilung und des intravasculären Volumens (Abb. 16).

2. Bedeutung der Flüssigkeitsvolumina

Wiederholte Versuche, die mineralspezifische oder volumenabhängige Steuerung der Aldosteronsekretion zu beweisen, sprechen eher zugunsten der letzteren Annahme. Die fehlende Korrelation zwischen der Konzentration von Natrium im Plasma und der Sekretion bzw. Ausscheidung von Aldosteron ließ nach anderen für die Regulation verantwortlichen Faktoren suchen.

In einer Reihe von Arbeiten haben besonders BARTTER (24, 25), BARTTER u. Mitarb. (27) überzeugende Befunde mitgeteilt, die für die entscheidende Bedeutung von Änderungen des Volumens der extracellulären Flüssigkeit und besonders des intravasculären Volumens bei der Kontrolle der Ausschüttung von Aldosteron sprechen. So führt die Volumenverminderung im intravasalen Raum auch nach LUETSCHER (262), LUETSCHER und LIEBERMAN (270), FALBRIARD u. Mitarb. (120), WOLFF und KOCZOREK (501), BECK u. Mitarb. (36), LIDDLE u. Mitarb. (252), MULLER u. Mitarb. (322, 324), FINE u. Mitarb. (128), FARRELL u. Mitarb. (126) und eigenen Untersuchungen zu einem Anstieg, die Volumenzunahme im intravasalen, extracellulären Raum dagegen zu einer Senkung der Aldosteronausscheidung (Abb. 17).

Diese inverse Relation zwischen zirkulierender Blutmenge und Aldosteronsekretion ist unabhängig von der Natriumkonzentration des Plasmas. So ist es beispielsweise möglich, bei Patienten mit Diabetes insipidus durch gleichzeitige Verabreichung von Pitressin und Wasser einen Zustand vermehrter Hydration mit Hyponatriämie zu erzielen. Während die Hypervolämie im allgemeinen zu einer Senkung der Aldosteronsekretion führt, müßte man von der Hyponatriämie eher eine Erhöhung der-

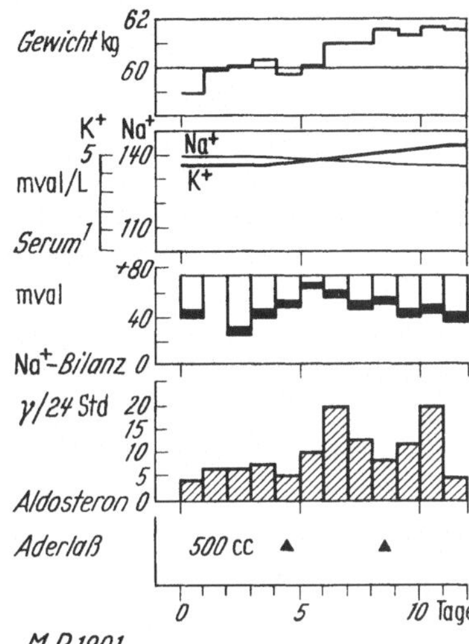

Abb. 17. Abhängigkeit der Aldosteronausscheidung von Aderlässen

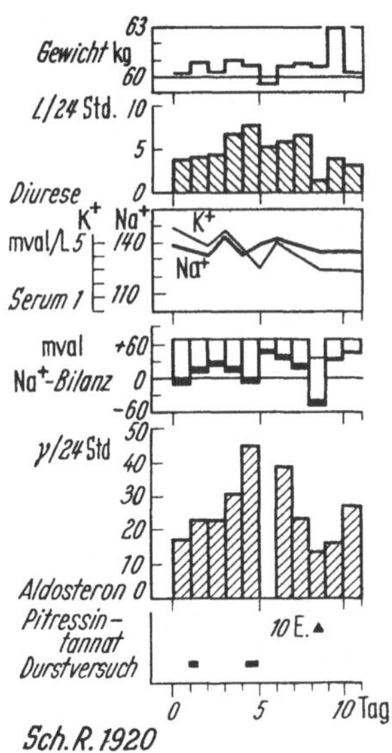

Abb. 18. Der Einfluß von Exsiccose und Hydration auf die Aldosteronausscheidung (38jährige Patientin mit Diabetes insipidus)

selben erwarten. Bei der vorliegenden Versuchsanordnung tritt eine Verminderung der Aldosteronausscheidung auf, was sehr für eine Volumenregulation spricht (Abb. 18). In diesem Sinne sind auch die Untersuchungsresultate bei Ödempatienten zu interpretieren, auf die wir später zurückkommen werden.

Die Abhängigkeit der Aldosteronsekretion von Änderungen des Blutvolumens weist auf die engen Zusammenhänge zwischen dem antinatriuretischen und dem antidiuretischen System hin. Auf Grund dieser Befunde hat BARTTER (24, 25) einen doppelten humoralen Rückkoppelungsmechanismus (dual feed back mechanism) für die Aufrechterhaltung des Gleichgewichtes im Salz- und Wasserhaushalt angenommen, wobei Aldosteron und Adiuretin die auf das Endorgan Niere einwirkenden Stoffe sind. Dieser Mechanismus ist nach den Untersuchungen von BARTTER u. Mitarb. (24, 28, 29), BECK u. Mitarb. (36), DINGMAN (98), LIEBERMAN und LUETSCHER (255), GOODYER und JAEGER (168) dadurch charakterisiert, daß bei der Regulation der Aldosteronsekretion Volumenänderungen den auslösenden Reiz darstellen und in Konzentrationsänderungen übertragen werden, während umgekehrt osmotische Schwankungen durch Einwirkungen auf die Sekretion des antidiuretischen Hormons in Volumenschwankungen umgewandelt werden.

Auf Grund verschiedener Befunde messen BARTTER (24, 25), BARTTER u. Mitarb. (27), MULLER u. Mitarb. (324) und auch wir (401) dem intravasculären Volumen als regulatorischem Faktor für die Aldosteronsekretion die entscheidende Rolle bei. WOLFF u. Mitarb. (503), SCHWIEGK (396), VESIN (463, 465), OPIE (340), LENZI u. Mitarb. (248) haben dagegen Änderungen des Wasser- und Elektrolytbestandes im Intracellulärraum als adäquaten Reiz für den Wechsel der Aldosteronsekretion in Betracht gezogen, zumal die meisten Zustände, die die Sekretion von Aldosteron beeinflussen, auch die Verteilung von Wasser, Natrium und Kalium innerhalb und zwischen den extra- und intracellulären Räumen ändern.

a) Periphere Volumenreceptoren

Was die Lokalisation entsprechender aldosteronregulierender peripherer Volumenreceptoren betrifft, so werden dafür von BARTTER u. Mitarb. (31, 31a), MILLS u. Mitarb. (299) neuerdings vor allem zwei Möglichkeiten zur Diskussion gestellt. So soll beim Hund die intravasale Volumenverminderung mit Erhöhung der Aldosteronsekretion durch Receptoren in der Arteria carotis communis, die Volumenvermehrung infolge gesteigerten venösen Affluxes mit Verminderung der Aldosteronsekretion durch Receptoren im rechten Vorhof wahrgenommen werden (Abb. 19).

Nach entsprechenden Untersuchungen von BARTTER u. Mitarb. (31, 299) führen beim Menschen Aderlaß und im Tierexperiment beim Hund die Konstriktion der Arteria carotis communis zu einer *vermehrten Aldosteronausscheidung*. Es scheint zu genügen, daß der Pulsdruck (Differenz zwischen systolischem und diastolischem Blutdruck) der Arteria carotis communis um wenige Millimeter Quecksilber absinkt, damit der Aldosterongehalt im Nebennierenrindenvenenblut ansteigt. Merkwürdigerweise kommt es im Tierversuch nach Behebung der Konstriktion zu keiner Abnahme der erhöhten Aldosteronausscheidung. Andererseits ist es möglich, durch Denervation des Truncus caroticus communis

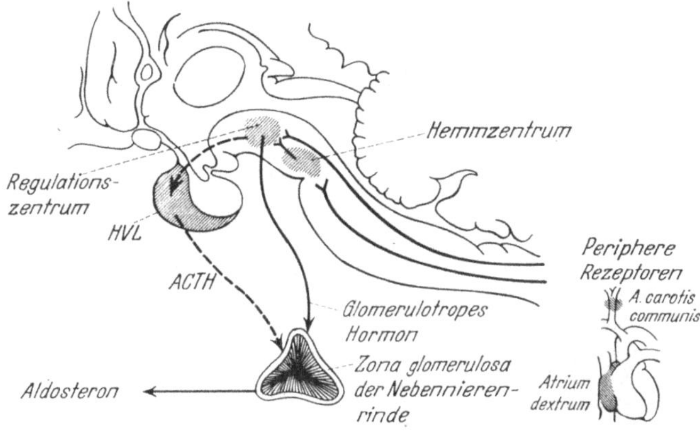

Abb. 19. Aldosteronregulation. (Modifiziert nach FARRELL)

zwischen Bifurkation und Abgang der Arteria thyreoidea eine Erhöhung der Aldosteronurie durch die oben erwähnte Einengung zu verhindern.

Eine Bestätigung dieser von BARTTER u. Mitarb. (31, 299) auf Grund tierexperimenteller Untersuchungen postulierten Steuerung der Aldosteronsekretion liefern die kürzlich von uns (398b, 398d) am Menschen erhobenen, im folgenden dargestellten Befunde.

Fall A. P., 1912 (J.-Nr. 17/60).

Es handelt sich um eine 48jährige Patientin, bei der seit Sommer 1959 eine zunehmende Dyspnoe beobachtet wurde. In der Folge traten auch Beinödeme auf. Ende 1959 wurde ein Herzfehler vermutet und die Patientin zur Abklärung auf die Bettenstation der Medizinischen Poliklinik der Universität Zürich eingewiesen.

Bei der Aufnahme wies die Patientin einen stark reduzierten Allgemein- und Ernährungszustand auf. Sie zeigte eine starke Ruhedyspnoe und eine allgemeine Cyanose. Das Herz war nach beiden Seiten verbreitert, mitralkonfiguriert, die Herzaktion regelmäßig, die Frequenz betrug 116/min. Über der Spitze und dem Erbschen Punkt fand sich ein lauter 1. Ton, daneben waren über der Spitze ein Mitralöffnungston, ein präsystolisches und ein systolisches Geräusch zu hören. Es bestanden eine geringgradige Halsvenenstauung und Unterschenkelödeme beidseits, ferner eine beidseitige Lungenstauung und ein hochstehender Pleura-erguß links. Auf Grund dieser Befunde stellten wir die Diagnose einer dekompensierten Mitralstenose. Die Aldosteronausscheidung im 24 Std-Urin erreichte den ungewöhnlichen Wert von 110 γ. Das Krankheitsbild war durch Cardiaca und Diuretica nicht zu beeinflussen, und die Patientin kam bereits 5 Tage nach Klinikeintritt ad exitum.

Die Autopsie im pathologischen Institut der Universität Zürich (Prof. E. UEHLINGER) ergab den überraschenden Befund eines hühnereigroßen Angioretikuloms im linken Vorhof, das zu einer rein funktionellen Mitralstenose geführt hatte. Die Klappen waren nicht verändert.

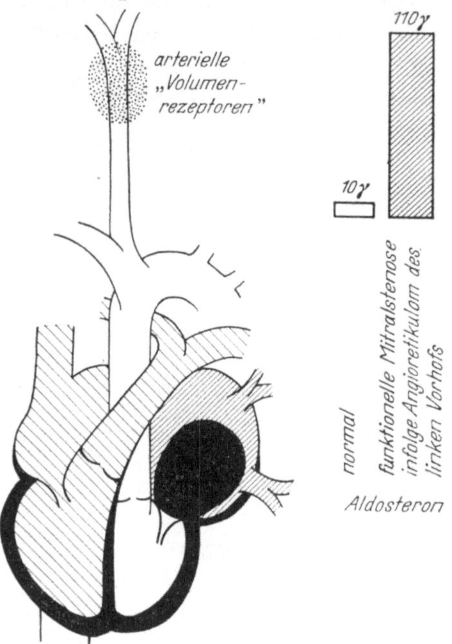

Abb. 20. Stark erhöhte Aldosteronausscheidung bei schwerer funktioneller Mitralstenose infolge Angioretikulom des linken Vorhofs. (Minderdurchblutung im Gebiet der Arteria carotis communis.) A.P. ♀, 1912

Epikrise

Es handelt sich um eine 48jährige Frau, die uns unter dem Bilde einer dekompensierten Mitralstenose zugewiesen wurde und 5 Tage später starb. Die Autopsie ergab den überraschenden Befund eines hühnereigroßen Angioretikuloms im linken Vorhof. Veränderungen der Klappen waren nicht nachweisbar, so daß es sich um eine rein funktionelle Mitralstenose bei diesem linksseitigen Vorhoftumor gehandelt hat. Die Aldosteronausscheidung im 24 Std-Urin war auf 110 γ erhöht (Abb. 20).

Diskussion

Das hühnereigroße Angioretikulom im linken Vorhof hat bei dieser Patientin zu einer schweren funktionellen Mitralstenose mit entsprechender ungenügender Blutversorgung im großen Kreislauf geführt (Abb. 20). Die damit auch in der Arteria carotis communis bestehende schwere Minderdurchblutung könnte mit der exzessiven Erhöhung der Aldosteronsekretion in Zusammenhang gebracht werden. Obschon beim Herzversagen die Ödembildung mit einer erhöhten Aldosteronurie einhergeht, sind die Werte niemals soch hoch wie im vorliegenden Fall. Diese Tatsache zeigt, daß beim Menschen eine akute Veränderung der Kreislaufsituation, die zu einer plötzlichen Verminderung des Herzminutenvolumens bei gleichbleibender zirkulierender Blutmenge führt, einen sekundären Hyperaldosteronismus hervorruft, der in seiner Genese zur experimentellen Konstriktion der Arteria carotis beim Hund in Analogie zu setzen ist.

Entsprechende eigene Untersuchungen (398 b, 398 d) bei über 50 Fällen von Mitral- und Aortenstenosen sowie hydropischen Krankheiten, die im allgemeinen mit einer chronischen Verminderung des Herminutenvolumens bzw. in die Aorta ausgeworfenen Volumens einhergehen, haben dagegen keine konstanten Beziehungen zwischen Hämodynamik und Aldosteronausscheidung ergeben. Dies gilt sowohl für die in der arteriellen Strombahn angenommenen aldosteronfördernden wie auch für die hemmenden Einflüsse des Niederdrucksystems. Diese Beobachtungen legen die Vermutung nahe, daß die entsprechenden Receptoren weniger auf die absolute Höhe des Pulsdrucks oder des Dehnungszustandes des Systems als auf deren zeitliche Veränderungen ansprechen.

Neben dem besprochenen Mechanismus, der für die Erhöhung der Aldosteronausscheidung verantwortlich ist, existiert auch ein solcher, der die *Verminderung der Aldosteronausscheidung* reguliert. BARTTER u. Mitarb. (31, 31 a, 299) haben gezeigt, daß die Konstriktion der Vena cava inferior innerhalb von 30—60 min zu einer Erhöhung der Aldosteronsekretion führt. Dies ist wahrscheinlich ebenfalls die Folge einer Verminderung des Pulsdrucks in der Arteria carotis communis infolge Abnahme der durchströmenden Blutmenge. Beim Aufheben der Einengung der Vena cava inferior sinkt die Aldosteronausscheidung ab. Der für diese verminderte Ausscheidung verantwortliche Reiz wird mit einer Vergrößerung des venösen Zustromes zum rechten Vorhof in Zusammenhang gebracht. Die Durchtrennung der Vagusnerven auf Höhe der Cartilago thyreoidea verhindert im Tierversuch diese Senkung der Aldosteronausscheidung, beeinflußt aber die Erhöhung, die auf die Konstriktion der Vena cava inferior eintritt, nicht. In diesem Sinne sprechen einerseits auch die Untersuchungen von BALL u. Mitarb. (17), BALL und DAVIS (16), DAVIS u. Mitarb. (84—87), die nach Einengung der Vena cava inferior ebenfalls eine erhöhte Aldosteronausscheidung feststellten, andererseits diejenigen von ANDERSON u. Mitarb. (7), YANKOPOULOS u. Mitarb. (512), die gezeigt haben, daß die experimentelle Erweiterung des rechten Vorhofs regelmäßig von einer Verminderung der Aldosteronsekretion gefolgt ist, während dieselbe Maßnahme im linken Vorhof ohne Wirkung bleibt. In diesem Sinne sind auch die von uns später dargestellten Beobachtungen zu interpretieren, wonach die Extravasation von Flüssigkeit bei der Ödementwicklung von einer Aldosteronerhöhung, die Ödemausschwemmung mit Einstrom von Flüssigkeit aus dem extravasalen in den intravasalen Raum und damit zum rechten Vorhof von einer Aldosteronsenkung begleitet sind.

Man muß sich fragen, ob diese besonderen Regulationsmechanismen beim Hund ihre Gültigkeit auch beim Menschen haben. Wenn dem so ist, dann kann entsprechend der Ansicht von Bartter u. Mitarb. (26, 299) tatsächlich eine lokalisierte Veränderung des intravasalen Volumens, unabhängig von Veränderungen des gesamten Blutvolumens, eine Beeinflussung der Aldosteronproduktion hervorrufen. In diesem Sinne sprechen auch Untersuchungen von Epstein (115), Epstein u. Mitarb. (116), Strauss u. Mitarb. (433), Guideri u. Mitarb. (178), Muller u. Mitarb. (316, 321, 326), die bei Patienten in liegender und stehender Position durchgeführt wurden. Die letzteren Autoren (326) konnten zeigen, daß die Aldosteronausscheidung bereits 30 min nach dem Übergang von der Horizontalen in die Vertikale deutlich ansteigt. Es wird daraus ebenfalls der Schluß gezogen, daß die Aldosteronregulation nicht vom gesamten intravasculären Volumen, sondern nur von einem Teil desselben abhängt, da es unwahrscheinlich ist, daß das gesamte Volumen innerhalb von 30 min wesentlichen Schwankungen unterworfen ist. Entscheidend ist vielmehr die Verteilung der Blutmasse innerhalb der verschiedenen Gefäßbezirke, von denen der eine oder andere in der Lage ist, lokale hämodynamische Änderungen, die sich aus der veränderten Verteilung der Flüssigkeit ergeben, zu erfassen.

In Analogie zu Beobachtungen beim Cortison findet sich nach den Erfahrungen von Luetscher und Curtis (264), Venning u. Mitarb. (453), Muller u. Mitarb. (320), Hernando u. Mitarb. (191), Lenzi u. Mitarb. (248) am Tage eine erhöhte und in der Nacht eine verminderte Aldosteronausscheidung. Diese Tagesschwankungen der Sekretion von Aldosteron sind durch Bettruhe aufzuheben. Nicht nur die körperliche Betätigung während des Tages, sondern auch die psychischen Belastungen sind nach den Untersuchungen von Venning u. Mitarb. (453) durch eine vermehrte Ausscheidung von Aldosteron gekennzeichnet. Bekanntlich verhält sich die Sekretion von antidiuretischem Hormon umgekehrt und weist ein nächtliches Maximum auf.

Obwohl experimentelle und klinische Beobachtungen zeigen, daß die Sekretion von Aldosteron autonom erfolgen kann und nicht auf eine übergeordnete Regulation angewiesen ist, scheint eine optimale Anpassung der Abgabe des Hormons unter verschiedenen Verhältnissen nur bei intakter cerebraler Kontrolle gewährleistet. Die Tatsache, daß es möglich ist, die erwähnten volumenregulatorischen Mechanismen einerseits durch Denervation des Truncus caroticus communis zwischen Bifurkation und Abgang der Arteria thyreoidea und andererseits durch Durchtrennung der Vagusnerven auf Höhe der Cartilago thyreoidea zu stören, spricht nach Bartter und Gann (31a) dafür, daß die in den Carotiden und im Vorhof registrierten Veränderungen auf neuralem Wege einem Volumenzentrum übermittelt werden. Dabei scheint dem Diencephalon eine wesentliche integrierende Bedeutung zuzukommen, indem FARRELL u. Mitarb. (123, 123a, 124, 354, 355) zeigen konnten, daß hier Strukturen sowohl mit förderndem als auch mit hemmendem Einfluß auf die Aldosteronsekretion vorliegen.

b) Volumenregulatorisches Zentrum

Was die Bedeutung der *Hypophyse* im Rahmen der Aldosteronregulation anbetrifft, so wird nach den Untersuchungen von LUETSCHER und AXELRAD (263), LUETSCHER und CURTIS (264), BARTTER (28), LIDDLE u. Mitarb. (252), WOLFF und KOCZOREK (501), GAUNT u. Mitarb. (159), CRABBÉ u. Mitarb. (76), DINGMAN u. Mitarb. (100), DAVIS u. Mitarb. (84) die Produktion von Aldosteron durch das adrenocorticotrope Hormon (ACTH) nicht in entscheidender Weise beeinflußt. FARRELL u. Mitarb. (125) fanden, daß nach Hypophysektomie bei Hunden die Aldosteronsekretion unauffällig weitergeht. Auch nach den Erfahrungen von LLAURADO (258), HÖKFELT u. Mitarb. (198) bei Patienten mit Panhypopituitarismus werden normale Mengen von Aldosteron ausgeschieden, obschon die Sekretion der anderen Corticoide stark reduziert ist. VENNING u. Mitarb. (453) wie auch MULLER u. Mitarb. (323) konnten allerdings zeigen, daß ACTH doch einen gewissen Einfluß auf die Aldosteronproduktion ausübt. So stiegen die Aldosteronwerte bei den ersteren nach täglicher Zufuhr von 100 mg ACTH von anfänglich 1,3—2 γ innerhalb 24 Std auf 5,6 γ an und blieben bis 24 Std nach Abbruch der ACTH-Verabreichung erhöht. Bei Untersuchungen von BARTTER u. Mitarb. (30) trat unter ACTH ein geringer Anstieg der Aldosteronausscheidung auf, der jedoch bei längerer Verabreichung des adrenocorticotropen Hormons spontan auf normale Werte zurückging. In diesem Sinne sprechen auch die Resultate von Ross u. Mitarb. (369a), die bei Patienten mit Hypopituitarismus sowohl eine gegenüber gesunden Personen signifikante Erniedrigung der Aldosteronausscheidung als auch einen auf Natriumrestriktion gegenüber der Norm verminderten Anstieg beobachteten.

FARRELL u. Mitarb. (123, 124) ist es durch chemische Aufarbeitung von ACTH gelungen, eine als δ-corticotropin bezeichnete Fraktion zu isolieren, die die Sekretion von Aldosteron in besonderer Weise fördert. Es erscheint somit möglich, daß im Hypophysenvorderlappen doch ein spezifischer aldosteronotroper oder glomerulotroper Faktor enthalten ist, wobei allerdings nicht zu entscheiden ist, ob dieser Stoff in der Adenohypophyse selbst gebildet wird, oder von anderen Stellen (Diencephalon) hierher gelangt (Abb. 19).

FARRELL (122, 123a), RAUSCHKOLB und FARRELL (354, 355) haben in verschiedenen Arbeiten weiterhin über Befunde berichtet, die für das

Vorliegen eines die Aldosteronsekretion beeinflussenden volumenregulatorischen Zentrums im Diencephalon sprechen. Diese Vermutung konnte durch differenzierte Ausschaltungsversuche sowie durch Herstellung von Extrakten aus verschiedenen Hirnanteilen gestützt werden. So rufen nach RAUSCHKOLB und FARRELL (354, 355), VENNING u. Mitarb. (453), GANONG u. Mitarb. (150) Extrakte aus dem Diencephalon des Rindes beim decerebrierten Hund eine Steigerung der Sekretion von Aldosteron hervor, während aus anderen Hirnpartien hergestellte Extrakte diese Wirkung nicht zeigen. Es steht nicht eindeutig fest, ob der in den Extrakten aus dem Diencephalon vorliegende Faktor mit dem die Aldosteronausscheidung fördernden δ-Corticotropin des adrenocorticotropen Hormons identisch oder verwandt ist (Abb. 19).

Bei der Katze konnte von NEWMAN u. Mitarb. (332, 333) gezeigt werden, daß die partielle Zerstörung der Formatio reticularis und der Corpora supramammillaria eine Verminderung der Ausscheidung von Aldosteron und von Cortisol zur Folge hat, während Läsionen im rostralen Anteil der Brücke eine Steigerung hervorrufen. Es scheinen somit auf Grund der von FARRELL u. Mitarb. (124) gemachten Untersuchungen im Diencephalon nicht nur Strukturen mit förderndem, sondern auch solche mit hemmendem Einfluß auf die Aldosteronsekretion vorzuliegen (Abb. 19).

Obwohl somit verschiedene Beobachtungen für das Vorliegen eines die Aldosteronsekretion integrierenden diencephalen Substrates sprechen, ist es bisher nach der Meinung von GROSS (173, 174), SMITH (415), LEIPERT (246) nicht gelungen, dieses weder anatomisch genau zu lokalisieren, noch den humoralen Faktor diencephalen Ursprungs zu isolieren. Immerhin konnte FARRELL (123, 123a) im Gebiet der Epiphyse ein die Aldosteronausscheidung förderndes sog. glomerulotropes Hormon oder Glomerulotropin bzw. Adrenoglomerulotropin nachweisen (Abb. 19).

Er konnte zudem zeigen, daß in diesem Gebiet auch ein die Aldosteronsekretion hemmender Stoff gebildet wird, der mit dem Hypophysencorticotropin (ACTH) und dem Adrenoglomerulotropin die hormonale Aktivität der Nebenniere reguliert und deshalb auch als Anticorticotropin bezeichnet wurde. Trotz dieser wichtigen Erkenntnisse bleiben noch viele Fragen über die Sekretion des Aldosterons unbeantwortet.

So ergibt sich ein kompliziertes Reglersystem des Wasser- und Salzhaushaltes, wobei einerseits die Serumosmolarität über Osmoreceptoren und andererseits Plasmavolumenänderungen über Volumenreceptoren auf das hormonale System einwirken und mit Hilfe von Adiuretin und Aldosteron die Wasser- und Natriumausscheidung der Niere regeln, um Osmolarität und Plasmavolumen konstant zu erhalten (Abb. 21). Daraus ist ersichtlich, daß es sich bei der antidiuretischen und antinatriuretischen Steuerung des Wasser- und Salzhaushaltes um zwei wichtige, eng miteinander gekoppelte Regulationssysteme handelt. Somit ist es auch verständlich, daß einerseits primäre Störungen der Produktion von Adiuretin oder Aldosteron zur Änderung des Wasser- und Salzstoff-

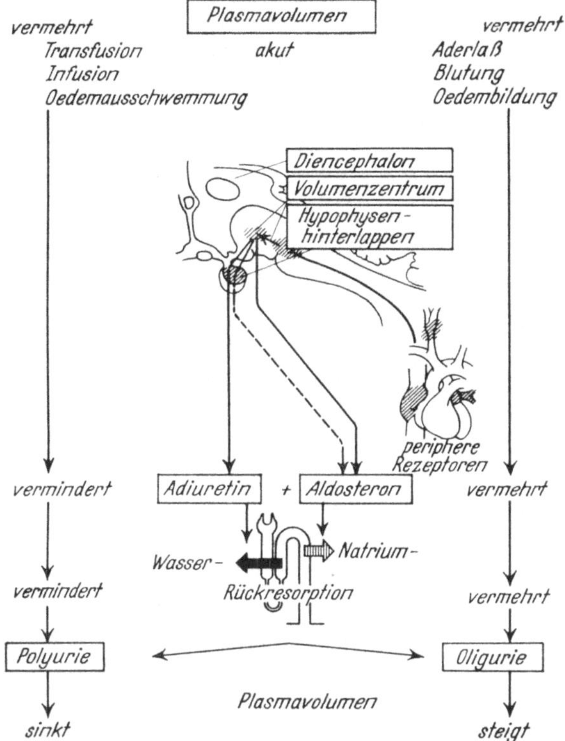

Abb. 21. Volumenregulation der Körperflüssigkeiten

wechsels, andererseits primäre Störungen des Wasser- und Salzstoff-wechsels zu sekundären regulativen Änderungen der Produktion beider Hormone führen.

VII. Klinische Bedeutung des Aldosterons

Eine verminderte Produktion von Aldosteron wird im klinischen Sprachgebrauch als Hypoaldosteronismus (Aldosteronopenie), eine vermehrte Produktion als Hyperaldosteronismus bezeichnet. In beiden Fällen müssen wir entsprechend früheren Ausführungen (401) grundsätzlich primäre Formen, ausgelöst durch Veränderungen der Nebennierenrinde selbst, von sekundären unterscheiden, die durch extra-adrenocorticale Einflüsse hervorgerufen werden (Abb. 14).

Hypoaldosteronismus
1. Primärer Hypoaldosteronismus
a) Reine Formen

Im Gegensatz zum Hyperaldosteronismus spielt der Hypoaldosteronismus in der klinischen Medizin nur eine untergeordnete Rolle (Tabelle 2). Bei der reinen Form des primären Hypoaldosteronismus, die mit einer normalen Produktion der übrigen Nebennierenrindensteroide einhergeht, handelt es sich um ein Unterfunktionssyndrom, das erst in jüngster Zeit bekannt geworden ist. Ihm liegt eine in der Nebennierenrinde gelegene isolierte Störung der Aldosteronbiosynthese zugrunde. Das Syndrom ist nach SKANSE u. Mitarb. (412), SKANSE und HÖKFELT (411), HUDSON u. Mitarb. (203) gekennzeichnet durch allgemeine Müdigkeit, rasche Ermüdbarkeit, Hypotonie, Tendenz zu Hyponatriämie und Hyperkaliämie und praktisch fehlende Ausscheidung von Aldosteron.

b) Mischformen

Unter den Formen von primärem Hypoaldosteronismus, die nicht nur durch eine verminderte Produktion von Aldosteron, sondern auch anderer Nebennierenrindensteroide gekennzeichnet sind, finden wir in Übereinstimmung mit CONN (68), GENEST (160) einerseits die akute Nebennierenrindeninsuffizienz beim Waterhouse-Friderichsen-Syndrom und der Nebennierenrindenvenenthrombose, andererseits die chronische Nebennierenrindeninsuffizienz unter anderem beim Morbus Addison, der idiopathischen Nebennierenrindenatrophie und bei Carcinommetastasen. Die beim Morbus Addison so typischen Störungen wie Hyponatriämie, Hypovolämie, Hypotonie, Adynamie, Kollapsneigung und Salzhunger sind weitgehende Folgen des Aldosteronmangels. Auch die relative Nebennierenrindeninsuffizienz im Verlaufe verschiedener schwerer Krankheiten beruht auf einem partiellen Ausfall der Nebennierenrindensteroide und geht ebenfalls mit einer Aldosteronopenie einher. Der Ausfall sämtlicher Nebennierenrindensteroide nach beidseitiger Adrenalektomie ist weiter nicht erstaunlich (Tabelle 2).

Tabelle 2. *Hypoaldosteronismus*

1. Primärer Hypoaldosteronismus

a) *Reine Formen* (normale Produktion der übrigen Nebennierenrindensteroide). Isolierte Formen vereinzelt beschrieben.
b) *Mischformen* (mit verminderter Produktion anderer Nebennierenrindensteroide).
    α) Akute Nebennierenrindeninsuffizienz (Waterhouse-Friderichsen-Syndrom, Nebennierenrindenvenenthrombose).
    β) Chronische Nebennierenrindeninsuffizienz (Morbus Addison, idiopathische Nebennierenrindenatrophie, Carcinommetastasen).
    γ) Relative Nebennierenrindeninsuffizienz.
    δ) Adrenalektomie.

2. Sekundärer Hypoaldosteronismus

a) *Reine Formen* (normale Produktion der übrigen Nebennierenrindensteroide).
  α) Hydration.
  β) Natriumbelastung.
  γ) Kaliumentzug.
b) *Mischformen* (mit verminderter Produktion anderer Nebennierenrindensteroide).
  Hypophysektomie.

2. Sekundärer Hypoaldosteronismus

a) Reine Formen

Reine Formen eines sekundären Hypoaldosteronismus mit normaler Produktion der übrigen Nebennierenrindensteroide finden wir entsprechend den Untersuchungen von VENNING u. Mitarb. (453) bei Störungen des Wasser- und Elektrolythaushaltes, so bei Hydration infolge Infusion oder Transfusion, bei Natriumbelastung und Kaliumentzug, bei Veränderungen also, die sich primär außerhalb der Nebennierenrinde abspielen (Tabelle 2).

b) Mischformen

Obschon die Aldosteronproduktion von der Hypophyse weitgehend unabhängig reguliert wird, bewirkt die Hypophysektomie außer der Verminderung der übrigen Nebennierenrindensteroide auch eine gewisse Senkung der Aldosteronproduktion, worauf wir bereits hingewiesen haben. Über den Mechanismus dieser Regulation sind wir zur Zeit ungenügend orientiert (Tabelle 2).

Wenn wir uns hier noch mit der therapeutischen Seite des Hypoaldosteronismus beschäftigen, dann ergibt sich bei den primären Formen als Ziel einer jeglichen Behandlung eine Substitution des Aldosterons allein oder in Kombination mit den übrigen ebenfalls fehlenden Nebennierenrindensteroiden durch Zufuhr entsprechender synthetischer Stoffe. Auf die Wirksamkeit einer Substitutionstherapie mit Aldosteron haben SALASSA u. Mitarb. (373), MULLER und ENGEL (317), ENGEL u. Mitarb. (114), KOCZOREK u. Mitarb. (224) bei Addison-Patienten und PETERS (343) bei adrenalektomierten Tieren hingewiesen. So konnte gezeigt werden, daß durch tägliche Zufuhr von 0,2—2 mg reinen Aldosterons die akuten Störungen des Elektrolyt- und Wasserhaushaltes in der Addisonkrise ausgeglichen werden können und daß es möglich ist, mit 0,2—1,0 mg Aldosteron (Aldocorten Ciba) pro Tag den Mineralhaushalt Addison-Kranker kompensiert zu halten. Man wird sich jedoch vorläufig zur Verhinderung schwerer Elektrolytstörungen aus ökonomischen Gründen nach wie vor des an sich mineralocorticoid weniger aktiven Cortexons (Desoxycorticosteron) bedienen, das dem Aldosteron in seiner Wirkung in praxi ebenbürtig ist.

Die Behandlung der sekundären Formen von Hypoaldosteronismus muß in erster Linie auf eine Beseitigung der auslösenden Mechanismen hinzielen.

Hyperaldosteronismus

1. Primärer Hyperaldosteronismus

a) Reine Formen

Zu den reinen Formen eines primären Hyperaldosteronismus, die mit einer normalen Produktion der übrigen Nebennierenrindensteroide einhergehen, gehört in erster Linie das von CONN (67), CONN und LOUIS (69), später auch von VAN BUCHEM u. Mitarb. (51), WARDENER (475), MILNE u. Mitarb. (300), BARTTER und BIGLIERI (26), WEAVER u. Mitarb. (479), MCCULLAGH (285), SORCE und WHITSTONE (418), DOORENBOS und ELINGS (101), SKANSE u. Mitarb. (412), ALSTED und HALBERG (5), SIGUIER u. Mitarb. (402), BAULIEU u. Mitarb. (33, 34, 35), MORAN u. Mitarb. (310a), BÖHM u. Mitarb. (41a), MIESCHER u. Mitarb. (298a) u. a. beschriebene sog. *Connsche Syndrom* (Tabelle 3). Ihm liegt eine exzessive Überproduktion von Aldosteron zugrunde, die durch ein Nebennierenrindenadenom oder eine bilaterale Nebennierenrindenhyperplasie bedingt sein kann. Entsprechend dem durch Aldosteron im tubulären System geförderten Austauschmechanismus von Natrium- gegen Kalium- und Wasserstoffionen findet man als charakteristische Befunde eine Hypernatriämie, Hypokaliämie und Alkalose. Die klinischen Leitsymptome des Syndroms sind periodische Muskelschwäche, intermittierende Tetanie und Paraesthesien, Polyurie, Polydipsie und Hypertonie. Als Ausdruck der chronischen Kaliumverluste finden sich eine Hypokaliämie, Hyperkaliurie, alkalischer Urin und intracellulärer Kaliummangel. Der Kaliummangel der Zelle bewirkt Muskelschwäche, QT-Verlängerung im EKG und schließlich degenerative Tubulusveränderungen, bei denen die distalen Tubuluszellen ihre Fähigkeit verlieren, Wasser zurückzuresorbieren. Hyposthenurie, Isosthenurie, Polyurie und Polydipsie sind die Folgen dieser sekundären Nierenveränderungen. Auf dem Boden der Alkalose ist das Auftreten tetanischer Schübe zu erklären. Durch die Natriumretention kommt es zu einer Hypernatriämie und zu einer Anreicherung von Natrium in den Körperzellen. Damit wird auch entsprechend den experimentellen Untersuchungen von GROSS u. Mitarb. (176) die begleitende Hypertonie zu erklären versucht. Untersuchungen von COTTIER u. Mitarb. (74), LARAGH u. Mitarb. (242a) bei Patienten mit essentieller Hypertonie haben allerdings keine Anhaltspunkte für einen Zusammenhang zwischen Blutdrucksteigerung und Aldosteronausscheidung ergeben.

Ein *intermittierender Hyperaldosteronismus* soll nach CONN u. Mitarb. (70) dem seltenen Krankheitsbild der periodischen hypokaliämischen Muskellähmung zugrunde liegen (Tabelle 3). Die anfallsweisen Manifestationen der Erkrankung mit den Leitsymptomen einer 24—48stündigen Muskellähmung, Natriumretention und Hypokaliämie sind von einer pathologisch vermehrten Aldosteronausscheidung begleitet. Unter Abfall der erhöhten Aldosteronurie und großer Natriurese kehrt die normale Muskelkraft zurück. JONES u. Mitarb. (213) konnten diesen Ablauf nicht regelmäßig beobachten.

Im Gegensatz zum primären Hyperaldosteronismus, der grundsätzlich keine Ödembildung hervorruft, wird der noch zu besprechende sekundäre Hyperaldosteronismus oftmals bei Patienten mit Ödemen gefunden. Neben diesen klinisch klar definierten Krankheitsbildern mit vermehrter Aldosteronausscheidung werden von MACH u. Mitarb. (279) weitere Zustände von Hyperaldosteronismus unterschieden. Es handelt sich dabei einerseits um die sog. *idiopathischen Ödeme* mit vermehrter Aldosteronausscheidung, auf die MACH (273), MACH u. Mitarb. (277, 278) und auch LUETSCHER und LIEBERMAN (269) hingewiesen haben. Das Krankheitsbild geht oftmals mit intermittierenden Ödemen, aber ohne Nebennierentumor einher, so daß man auch von einer Dysregulation gesprochen hat. Andererseits haben GOLDSMITH u. Mitarb. (167), ROSS u. Mitarb. (368), ROMANI u. Mitarb. (366) sowie MACH u. Mitarb. (272, 279, 282) über Beobachtungen berichtet, bei denen neben dem *Hyperaldosteronismus und den Ödemen auch ein Nebennierenrindentumor* nachweisbar war. Es scheint uns nicht ausgeschlossen, daß die Hyperaldosteronurie bei den beiden letzten Syndromen vielleicht doch Ausdruck eines primär extraadrenalen Geschehens ist und damit als Zeichen eines sekundären Hyperaldosteronismus gewertet werden muß.

b) Mischformen

Sie sind nicht nur durch eine erhöhte Aldosteronproduktion, sondern auch durch eine vermehrte Bildung anderer Nebennierenrindensteroide gekennzeichnet. Derartige Mischformen finden sich nach WARDENER (475), MILNE (300), DE MOORE u. Mitarb. (310), WARTER u. Mitarb. (478), HÖKFELT u. Mitarb. (199), DORET (102) bei Nebennierenrindencarcinom und im Rahmen des Cushing-Syndroms (Tabelle 3).

Die Therapie des primären Hyperaldosteronismus beruht auf einer Ausschaltung der vermehrt Aldosteron produzierenden Nebennierenrinde. Die operative Entfernung eines Nebennierenadenoms und die Resektionstherapie bei beidseitiger Nebennierenrindenhyperplasie gelten heute beim Conn-Syndrom als Therapie der Wahl. Bei den Mischformen hat sich die Behandlung nach der zugrunde liegenden Krankheit zu richten.

2. Sekundärer Hyperaldosteronismus
Ohne Ödeme

a) Reine Formen

Diesen Formen liegt ein Hyperfunktionszustand der Nebennierenrinde zugrunde, der mit einer isolierten Erhöhung der Aldosteronproduktion einhergeht. Er wird besonders bei Verringerung des Flüssigkeitsvolumens oder einer gestörten Verteilung der Elektrolyte Natrium und Kalium beobachtet (Tabelle 3). Die erhöhte Aldosteronproduktion ist hier Ausdruck eines sich außerhalb der Nebennierenrinde abspielenden Geschehens und muß als regulativer Vorgang gedeutet werden.

Tabelle 3. *Hyperaldosteronismus*

1. Primärer Hyperaldosteronismus

a) *Reine Formen* (normale Produktion der übrigen Nebennierenrindensteroide).
   α) Nebennierenrindenadenom   ⎫
   β) Nebennierenrindenhyperplasie ⎬ Conn-Syndrom.
   γ) Intermittierender Hyperaldosteronismus (periodische hypokaliämische Muskellähmung).
b) *Mischformen* (mit erhöhter Produktion anderer Nebennierenrindensteroide).
   α) Nebennierenrindencarcinom.
   β) Cushing-Syndrom.

2. Sekundärer Hyperaldosteronismus

Ohne Ödeme.
a) *Reine Formen* (normale Produktion der übrigen Nebennierenrindensteroide).
   α) Akute Dehydration (Blutung, Aderlaß, schwere Diarrhöen, starkes Schwitzen, forcierte Diurese).
   β) Chronische Dehydration (Salzverlust-Nephritis, adrenogenitales Salzverlustsyndrom, Diabetes insipidus).
   γ) Verminderte Natriumzufuhr oder Natriumverlust.
   δ) Kaliumbelastung.
b) *Mischformen* (mit erhöhter Produktion anderer Nebennierenrindensteroide).
   α) Stress-Situationen (Operationen, Trauma, psychischer Stress).
   β) Schwangerschaft.
Mit Ödemen.
   Reine Formen (normale Produktion anderer Nebennierenrindensteroide).
   α) Nephrotisches Syndrom.
   β) Hämodynamische Herzinsuffizienz.
   γ) Dekompensierte Lebercirrhose.
   δ) Entzündliche Ödeme.
   ε) Idiopathische Ödeme.
   ζ) Schwangerschaftstoxikose.

Dazu gehört die vorübergehende Steigerung der Aldosteronproduktion, die regelmäßig bei akuten Dehydrationszuständen, so bei Blutungen, nach Aderlässen, bei schweren Diarrhöen, nach starkem Schwitzen und forcierter Diurese angetroffen wird (Tabelle 3). Daneben kann aber auch der chronische Flüssigkeitsverlust, wie wir ihn bei der Salz verlierenden Nephritis, beim adrenogenitalen Salzverlustsyndrom und beim Diabetes insipidus kennen, eine erhöhte Aldosteronproduktion bewirken. Beim Diabetes insipidus funktioniert zwar die aldosterongesteuerte Natriumretention, doch kann es infolge des Adiuretinmangels nicht zu einer entsprechenden tubulären Wasserbewahrung mit Ausgleich des Volumendefizits im Körper kommen. In allen derartigen Krankheitszuständen muß also die gesteigerte Aldosteronaktivität persistieren, weil sich der physiologische Reiz für eine Senkung der Aldosteronsekretion, nämlich Normalisierung des Flüssigkeitsvolumens im Körper nicht einstellt (Tabelle 3).

Schließlich führt auch die verminderte Natriumzufuhr oder der Natriumentzug, also die Tendenz zu Hyponatriämie einerseits und die Kaliumbelastung, also die Tendenz zu Hyperkaliämie andererseits, zu einer Erhöhung der Aldosteronaktivität (Tabelle 3).

Die Therapie dieser Formen von sekundärem Hyperaldosteronismus besteht in der Beeinflussung der sie auslösenden Mechanismen.

b) Mischformen

Diese sind durch eine erhöhte Produktion nicht allein von Aldosteron, sondern auch anderer Nebennierenrindensteroide gekennzeichnet. Dies ist beispielsweise nach LLAURADO (256, 259), VENNING u. Mitarb. (449—451) der Fall bei operativen, traumatischen und psychischen Stress-Situationen. Die in der Schwangerschaft unter anderem von VENNING u. Mitarb. (450, 454—456), KOCZOREK u. Mitarb. (225), LANDAU und LUGIBIHL (233), KUMAR u. Mitarb. (229) beobachtete vermehrte Aldosteronausscheidung hängt mit einer zunehmenden Produktion von Progesteron und anderen natriuretisch wirksamen Stoffen, nach JONES u. Mitarb. (212) dagegen mit einem veränderten Aldosteronstoffwechsel zusammen. Die gesteigerte Bildung von Aldosteron soll offensichtlich ein funktionelles Gleichgewicht zwischen natriuretischen und natriumretinierenden Faktoren am Tubulus gewährleisten (Tabelle 3).

Mit Ödemen

a) Reine Formen

Neben den bisher besprochenen Zuständen von sekundärem Hyperaldosteronismus bei wasser- und salzverlierenden Erkrankungen findet sich nun überraschenderweise ein Hyperaldosteronismus auch bei ödematösen Erkrankungen, so bei nephrotischem Syndrom, hämodynamischer Herzinsuffizienz, dekompensierter Lebercirrhose, entzündlichen Ödemen, idiopathischen Ödemen und Schwangerschaftsödemen (Tabelle 3). Die Interpretation dieses Befundes bereitet vorerst beträchtliche Schwierigkeiten, um so mehr, als dieselben hydropischen Krankheitsbilder sowohl mit einer erhöhten als auch mit einer völlig normalen Aldosteronausscheidung einhergehen können.

Wir berichten im folgenden vor allem über eigene Untersuchungen, die sich auf den Hyperaldosteronismus bei ödematösen Affektionen beziehen. Sie haben bei Kranken mit Ödemen renaler, kardialer, hepatischer und entzündlicher Genese zu Ergebnissen geführt, die für alle Zustände pathologischer extracellulärer Flüssigkeitsansammlung unabhängig von ihrer Genese Gültigkeit besitzen.

E. Bedeutung des Aldosterons bei der Pathogenese des Ödems
I. Zur Pathogenese des Ödems

Der grundsätzliche Faktor, bei der Ödembildung ist nach CORT und FENCL (73) immer die Störung des Starlingschen Gleichgewichts der Kräfte an der Grenzschicht der Blutcapillaren mit einem Überwiegen der Filtration. Die Flüssigkeitsmenge, um welche die Filtration die Resorption durch die Blutcapillaren übersteigt, muß natürlich größer sein als die Transportfähigkeit der lokalen lymphatischen Gefäße.

Aus den Arbeiten von STARLING (420—423), SCHADE u. Mitarb. (379—381) ist bekannt, daß der capillare Flüssigkeitsaustausch nicht nur von der Differenz zwischen dem hydrostatischen Druck in den Capillaren und dem elastischen negativen Druck der Gewebe (effektiver hydrostatischer Druck), sondern auch von der Differenz zwischen dem kolloidosmotischen Druck des Plasmas in den Capillaren und dem Gewebe (effektiver, kolloidosmotischer Druck) abhängt. Wir wissen auch, daß das lymphatische System, welches als Hilfskanal für den Rücktransport der interstitiellen Flüssigkeit ins Plasma dient, bei der Regulation des Flüssigkeitsgleichgewichtes ebenfalls eine wichtige Rolle spielt.

Nach allgemeiner Ansicht sinkt der Blutdruck in den Arteriolen auf etwa 430 mm Wasser und innerhalb der Capillaren weiter auf etwa 160 mm Wasser ab. Da der onkotische Druck des Blutplasmas demgegenüber konstant bei etwa 300 mm Wasser liegt, ist der Filtrationsdruck im arteriellen Schenkel der Capillaren höher als der onkotische. Das hat zur Folge, daß hier Plasmaflüssigkeit in das Interstitium abgepreßt wird. Im venösen Capillarschenkel dagegen überwiegt der onkotische Druck der Plasmaproteine über den Filtrationsdruck und saugt demgemäß die filtrierte Flüssigkeit wieder auf. Hämo- und Onkodynamik sind also die beiden regulierenden Kräfte (Abb. 8). Das Ödem ist nach MOLL und DAUGHERTY (304) als Folge und nicht als Ursache einer Krankheit anzusehen. Von den Flüssigkeitsbewegungen interessieren nach BURGEMEISTER (52) unter Berücksichtigung der Ödembildung vor allem diejenigen zwischen intravasalem und interstitiellem Raum. Der letztere als Überlaufgefäß des Kreislaufs dient diesem nach

GAUER (154) zugleich als wichtigstes Flüssigkeitsdepot. Das Wort Ödem stammt aus dem Griechischen οἴδημα = Schwellung. Die Schwellung verdankt ihre Entstehung in erster Linie einer übermäßigen Ansammlung von Flüssigkeit im interstitiellen Gewebe (Abb. 22), die das gesamte Plasmawasser bei weitem übersteigt [Lit. s. FRIEDBERG (138, 139), RIVA (364), ROTTER (370)]. Daher kann man das Entstehen des Ödems auch nicht auf Grund des erhöhten venösen Capillardrucks durch eine Transsudation aus dem Blutstrom allein erklären, sondern muß gleichzeitig einen weiteren Mechanismus annehmen, der die sehr wesent-

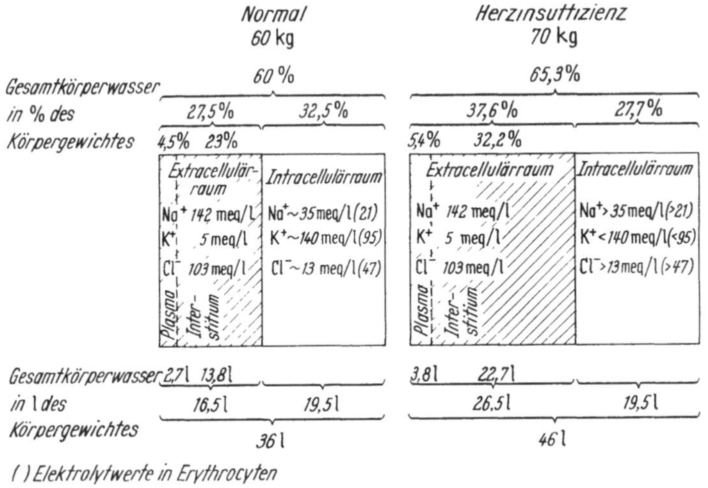

Abb. 22. Wasser- und Elektrolytverhältnisse beim gesunden und herzkranken Individuum

lichen Flüssigkeitsmengen ersetzen kann, die vom Blutstrom an das interstitielle Gewebe abgegeben werden.

Während bei Gesunden nach EDELMAN und LEIBMAN (108) die extracelluläre Flüssigkeit etwa 27% ausmacht, beträgt sie bei hydropischen Kranken wesentlich mehr (Abb. 22). Das Blutplasmavolumen nimmt bei Kranken mit Herzinsuffizienz ebenfalls deutlich zu, bei Kranken mit nephrotischem Syndrom dagegen ab. FUNKHOUSER u. Mitarb. (143) haben besonders auf die Beziehung zwischen Blutvolumen und Gewicht bei ödematösen Herzpatienten hingewiesen und gezeigt, daß die Blutmengen hier höher liegen als bei Normalen.

Da die Ödemflüssigkeit wie die Blutflüssigkeit in erster Linie aus Wasser, Natrium und Chlorid besteht, ist Ödembildung stärkeren Ausmaßes nach SCHWIEGK (395) nur möglich, wenn diese für die Ödembildung notwendigen Materialien vorhanden sind, d. h. die Zufuhr dieser Stoffe größer ist als die Ausscheidung. Nach FABRE (118), FRIEDBERG (138—140), JAENIKE und WATERHOUSE (206), LENZI (247), SAMET

u. Mitarb. (376) liegt dem Ödem in erster Linie eine der Blutflüssigkeit isotonische Retention von Wasser und Kochsalz zugrunde. Untersuchungen des Ödempunktates von 50 hydropischen Patienten durch HOLTMEIER und MARTINI (200) ergaben, daß die Elektrolytkonzentration der Ödemflüssigkeit mit derjenigen der intravasalen Flüssigkeit weitgehend identisch ist (Abb. 23), während die Eiweißkonzentration variabel und von der Ursache der Ödembildung abhängig ist.

Gleichzeitig mit der extracellulären Wasseransammlung geht die Ödembildung mit einer Zunahme der extracellulären Elektrolyte Natrium und Chlorid vor sich. Wenn man berücksichtigt, daß die Ödemflüssigkeit um 140 meq Natrium und bis zu 116 meq Chlorid/l enthält, so muß jede Steigerung des extracellulären Volumens von einer Zunahme des gesamten Natrium- und Chloridgehaltes begleitet sein (Abb. 23). So ist denn auch nach FRIEDBERG (139), THORN u. Mitarb. (439), WARNER u. Mitarb. (475a), der Gehalt des Körpers an Natrium bei ödematösen Kranken wesentlich erhöht, wobei die Speicherung besonders die extracellulären Räume betrifft.

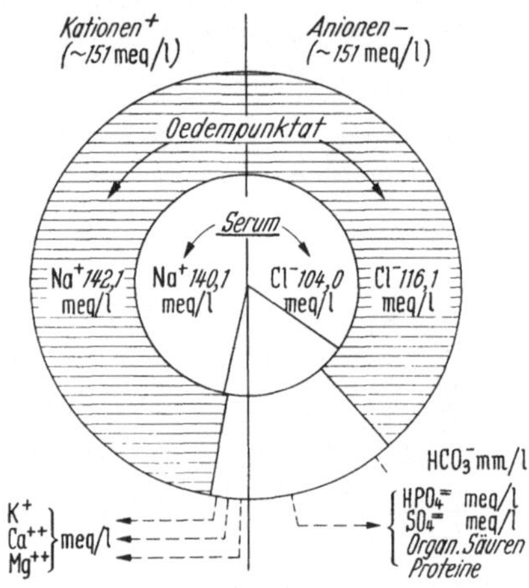

Abb. 23. Durchschnittliche Konzentration von Natrium und Chlorid im Ödempunktat und im Serum bei 50 Patienten. (Nach HOLTMEIER und MARTINI)

Obwohl der Hauptanteil des bei hydropischen Zuständen und besonders bei Herzerkrankungen retinierten Wassers vorwiegend extracellulär gespeichert wird und klinisch in Erscheinung tritt, ist nach den Untersuchungen von O'MEARA u. Mitarb. (339), BIRKENFELD u. Mitarb. (39), FUNKHOUSER (142), RIECKER (360), RIECKER u. Mitarb. (361, 362), FRIEDBERG (139), THORN u. Mitarb. (439) anzunehmen, daß die Ödembildung auch mit intracellulären Veränderungen einhergeht. Es scheint, daß im Rahmen der Ödembildung auch eine gewisse celluläre Hydration auftritt, die nach RIECKER u. Mitarb. (360—362) mit dem Austausch von Kalium gegen Natrium zusammenhängt. Obwohl der Organismus bei den meisten Patienten mit Ödemen einen nach BIRKENFELD u. Mitarb. (39) mit Hilfe der Isotopentechnik nachweisbaren Überschuß an austauschbarem Natrium enthält, kann das Natrium nach FRIEDBERG (139), THORN u. Mitarb. (439) in der extracellulären Flüssigkeit vermindert sein. Dies hängt damit zusammen, daß der Kaliumverlust durch die Zellen zum Teil durch Natrium wettgemacht wird, so daß dieser Vorgang teilweise für die Hyponatriämie verantwortlich sein dürfte. Der Natriumspiegel des Blutserums ist deshalb nach FRIED-BERG (139) kein Kriterium für den Natriumgehalt des Körpers, zumal er vor allem bei schwer dekompensierten Herzpatienten stark abfallen kann. Auf eine allgemeine Hyponatrie darf hieraus nicht ohne weiteres geschlossen werden.

Demgegenüber ist der Kaliumgehalt des Blutserums nach FRIED-BERG (139) bei ödematösen Kranken, vor allem Herzpatienten, meist normal oder gar erhöht, während die intracellulären Kaliumbestände durch den Austausch gegen Natrium vermindert sind. So ist der gesamte Kaliumgehalt des Körpers bei hydropischen Erkrankungen und besonders bei der Herzinsuffizienz wegen des allgemeinen Verlustes von Kalium aus den Zellen in die extracelluläre Flüssigkeit und der von hier aus erfolgenden Urinausscheidung vielfach erniedrigt.

Zahlreiche Untersuchungen der letzten Jahre haben gezeigt, daß die Wasserretention beim Ödem einzig der Natriumzufuhr parallel geht, und zwar in äquimolaren Beziehungen, gleichgültig ob Natrium als Chlorid, Bicarbonat oder Lactat gegeben wird. Damit konzentriert sich bei der Pathogenese des Ödems das Hauptinteresse auf den Natrium-stoffwechsel. Obschon für jeden Beobachter die Wasserretention ganz im Vordergrund des Ödembildes steht, ist die Menge des zugeführten Wassers für dessen Genese von sekundärer Bedeutung. Die Zufuhr von Wasser allein erzeugt weder beim Gesunden noch beim hydropischen Patienten Ödeme. Bei bestimmten Herzkranken, besonders solchen mit gleichzeitiger Niereninsuffizienz und eingeschränkter Konzentrations-fähigkeit des Harns, ist die Zufuhr größerer Wassermengen geradezu notwendig, um die 30—40 g fester Substanz im Harn ausscheiden zu können. Es hat sich ebenfalls gezeigt, daß auch durch vermehrte Chloridzufuhr allein die Ödembildung nicht gesteigert werden kann.

Die Tatsache, daß die Retention von Natrium Voraussetzung jeder zu Ödem und Höhlenergüssen neigenden pathologischen Wasserkonser-vierung im Organismus ist, wurde erstmals 1903 von WIDAL und LEMIERRE (487) sowie STRAUSS (432a), für die Herzinsuffizienz 1941/42 von SCHROEDER (387), FUTCHER und SCHROEDER (144) und für die Leber-cirrhose mit Ascites bereits 1931 von ACHARD u. Mitarb. (1) hervorgehoben. Sie ist seither von vielen Autoren, so von BUCHBORN u. Mitarb. (50), VESIN (467), HERKEN (190), DEMANET u. Mitarb. (93), STRAUSS und PAPPER (433a) bestätigt worden. Letztere stellten bei Untersuchungen an hydropischen Herzpatienten geradezu eine Beziehung zwischen dem gesamten Körpernatrium und dem Ausmaß der Ödeme fest.

Unabhängig von der Ätiologie des jeweiligen Ödems, ist die Störung der Natriumelimination hauptsächlich in der Niere lokalisiert, da diese das wichtigste Regulationsorgan für den Elektrolythaushalt darstellt. Eine Natriumretention kann dabei grundsätzlich entweder durch Herab-

setzung des Glomerulumfiltrates und damit der filtrierten Natriummenge oder durch eine Steigerung der tubulären Natriumrückresorption, oder aber durch die Kombination beider Faktoren zustande
kommen. Die bei fortgeschrittener Herzinsuffizienz ebenso wie bei
Lebercirrhose mit Ascitesbildung meist nachweisbare Herabsetzung des
Glomerulumfiltrates wurde vor allem von WARREN u. Mitarb. (476),
WARREN und STEAD (477), von MERRILL (288, 289), von MERRILL
u. Mitarb. (290), von STEAD (425, 426) und von STEAD u. Mitarb. (427)
als wesentliche Ursache der renalen Natriumretention dieser hydropischen Erkrankungen angesprochen.

Demgegenüber hat die Entdeckung des natriumretinierenden Aldosterons im Harn hydropischer Patienten durch DEMING und LUETSCHER
(95) gezeigt, daß Schwankungen der hormonal bedingten tubulären
Natriumrückresorption als wesentliche Ursache für die Natriumretention mit berücksichtigt werden müssen, zumal sich eindeutige Beziehungen zwischen Aldosteron- und Natriumausscheidung nachweisen
lassen.

II. Untersuchungen über das Verhalten des Aldosterons bei hydropischen Krankheiten

Auf Grund eingehender eigener Untersuchungen bei hydropischen
Patienten versuchten wir einen Einblick in die Rolle des Aldosterons
bei der Pathogenese des Ödems zu erhalten. Dabei ergaben sich Gesetzmäßigkeiten, die für alle Zustände pathologischer extracellulärer Flüssigkeitsansammlung, unabhängig von ihrer Genese, allgemeine Gültigkeit
zu besitzen scheinen. Auf ihre Bedeutung im Rahmen des renalen,
kardialen, hepatischen und entzündlichen Ödems werden wir später
eingehen.

1. Methodik

Die von uns beobachteten Patienten erhielten während der Dauer
der Untersuchungen eine auf ihren Gehalt an Natrium und Kalium
genau analysierte Diät (9,0 meq Natrium und 50,0 meq Kalium pro Tag).
Durch Zugabe abgewogener Kochsalz- und Kaliumcitratmengen wurde
die tägliche Zufuhr auf den üblichen Bedarf eingestellt. Das Körpergewicht der Patienten wurde täglich kontrolliert. In verschiedenen
Fällen bestimmten wir das Plasma- und Minutenvolumen auf der Basis
des Farbstoffverdünnungsprinzips worüber wir (398d) an anderer Stelle
berichtet haben. Die im Urin ausgeschiedenen Mengen Natrium und
Kalium wurden flammenphotometrisch mit einem Baird- bzw. Eppen-
dorf-Flammenphotometer bestimmt. Für Schweiß- und Stuhlnatrium
(in den entsprechenden Abbildungen schwarz dargestellt) wurden in der

Bilanzbestimmung entsprechend den allgemeinen Retentionsverhältnissen nach den Angaben von VESIN (464) Werte zwischen 5,0 und 15,0 meq pro Tag eingesetzt.

Die tägliche Aldosteronausscheidung im Urin ermittelten wir nach der bereits früher besprochenen Methode von NEHER und WETTSTEIN (329, 330).

2. Grundsätzliche Bedeutung des Aldosterons bei hydropischen Krankheiten

Unsere Untersuchungen an Kranken mit Ödemen renaler, kardialer, hepatischer und entzündlicher Genese führten zu grundsätzlich gleichartigen Ergebnissen, auf die wir teilweise mit TRUNIGER und HEGGLIN (183, 441) an anderer Stelle hingewiesen haben.

a) Die Höhe der Aldosteronausscheidung weist eine auffallende Übereinstimmung mit der Progredienz der extracellulären Flüssigkeitsansammlung (Ödeme bzw. pathologische Flüssigkeitsansammlungen in den großen Körperhöhlen) auf (Abb. 24).

Die Beziehung zwischen Aldosteron und Progredienz der Ödeme scheint am besten durch die von TRUNIGER (441) postulierte Formel dargestellt zu werden:

$$A_E = \frac{A_0}{1 - \dfrac{\dot{E}}{K}}$$

Es bedeuten:

A Aldosteronausscheidung,

A_0 Grundausscheidung im steady state und bei normaler Natriumzufuhr,

$E = \dfrac{\Delta E}{\Delta t}$ Zeitliche Veränderung der Ödeme bzw. der pathologischen extracellulären Flüssigkeitsansammlung.

b) Zwischen der klinisch faßbaren Zunahme, Stabilisierung und Ausschwemmung pathologischer Flüssigkeitsansammlungen und den entsprechenden Veränderungen der Aldosteronausscheidung besteht eine in einem Teil der Fälle deutliche zeitliche Verschiebung im Sinne eines verspäteten Ansprechens des Aldosterons (Abb. 24).

Auf Grund dieser Resultate ist die Annahme berechtigt, daß es sich bei dem mit pathologischer Flüssigkeitsansammlung verbundenen Hyperaldosteronismus um eine durch die Extravasation von Körperflüssigkeit und damit durch Verminderung des intravasalen Volumens, nicht aber durch die Grundkrankheit bedingte vermehrte Aldosteronausschüttung durch die Nebennierenrinde handelt.

Die Befunde sprechen weiter dafür, daß das Aldosteron nicht als auslösender Faktor für die initiale Extravasation betrachtet werden kann. Der renalen Natriumretention, die nach WARREN und STEAD (477), MERRILL (288, 289), vor allem mit einer verminderten glomerulären Filtration, von BARTTER (24) dagegen in erster Linie mit einer aldosteronbedingten vermehrten tubulären Rückresorption in Zusammenhang gebracht wird, kommt bei der Generalisierung der Ödeme bzw. beim Fortschreiten der Ascitesbildung somit die Bedeutung zu, den wichtigsten Ödembaustein bereitzustellen.

Diese Annahmen werden durch verschiedene Erfahrungen aus der klinischen und experimentellen Medizin unterstrichen.

In diesem Sinne spricht einmal die bekannte Tatsache, daß Nebennierenrindeninsuffiziente nicht in der Lage sind, ausgedehntere Ödeme zu bilden.

Das genuine Mineralocorticoid Aldosteron führt beim Nebenniereninsuffizienten nach Untersuchungen von GROSS und GYSEL (175), MACH u. Mitarb. (276, 280) zu keiner pathologischen Flüssigkeitsretention. Selbst bei unphysiologisch hoher Dosierung von Aldosteron ($500\gamma - 4$ mg/die) — die normale Tagesproduktion beträgt nach AYRES u. Mitarb. (12) $170-190\gamma$ — erzeugt Aldosteron nach

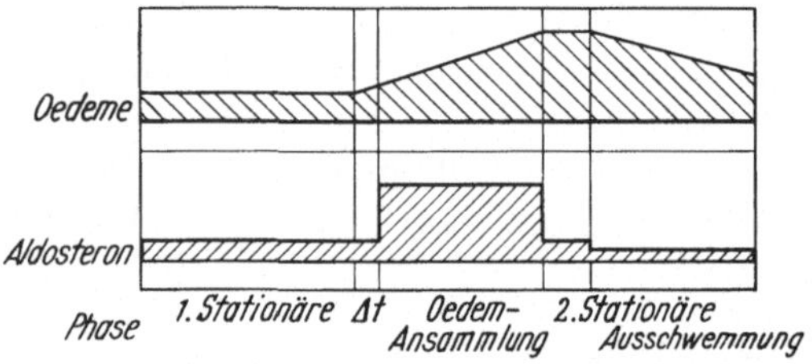

Abb. 24. Schematische Darstellung der Beziehungen zwischen Evolution der Ödeme und Aldosteronausscheidung

AUGUST u. Mitarb. (7a) höchstens leichte Knöchel- und Gesichtsödeme. Auch nach wochenlanger chronischer Verabreichung hoher Aldosterondosen treten keine manifesten Ödeme auf und nach etwa 14 Tagen kehrt das anfangs leicht erhöhte Gewicht trotz kontinuierlicher Medikation zur Norm zurück.

Das erstmals von CONN (67) sowie von CONN und LOUIS (69) beschriebene Krankheitsbild des tumorbedingten primären Hyperaldosteronismus zeigt in der überwiegenden Mehrzahl der Fälle keine pathologische Flüssigkeitsretention.

CHENAULT u. Mitarb. (64) vermochten bei einem Fall schwerer Herzinsuffizienz mit Hilfe von Amphenon die Sekretion von Aldosteron stark herabzusetzen, ohne daß eine Ausschwemmung der bestehenden Ödeme zustande kam. Ähnliche Resultate zeigten Untersuchungen von SUMMERSKILL und CRABBÉ (435) an Kranken mit Lebercirrhose. Durch Senkung des Aldosterons konnte lediglich in einem Teil der Fälle eine beschränkte Reduktion des bestehenden Ascites erzielt werden. BALL u. Mitarb. (17) haben im Tierversuch Ascitesbildung ohne jede Natriumzufuhr beobachtet. Schließlich zweifeln auch DRISCOL u. Mitarb. (103) auf Grund ihrer Untersuchungen an experimentell herzinsuffizienten

Hunden daran, daß eine vermehrte Aldosteronausschüttung für die initiale Salz- und Wasserretention verantwortlich ist.

Die Bedeutung des Aldosterons bei den mit pathologischer extracellulärer Flüssigkeitsretention verbundenen Krankheitsbildern läßt sich somit folgendermaßen formulieren:

a) Das Aldosteron kompensiert extrarenale, durch Verschiebung von Körperflüssigkeit in den pathologisch erweiterten Extracellulärraum bedingte Verluste an intravasculärem Volumen durch Verminderung der renalen Natriumausscheidung. Es steht damit im Dienst der Erhaltung einer ausgeglichenen Natriumbilanz und normaler intravasaler Volumenverhältnisse.

b) Durch die Bereitstellung des wichtigsten Ödembausteines, des Natriums, ermöglicht das Aldosteron die Ausbreitung und Generalisierung pathologischer extracellulärer Flüssigkeitsansammlungen, spielt aber als auslösender Faktor der Ödembildung keine Rolle. Dafür sind vielmehr hämodynamische, onkotische, capilläre und andere Faktoren verantwortlich zu machen.

Im folgenden soll versucht werden, diese grundsätzlichen, allgemeinen Erfahrungen bei hydropischen Krankheiten mit den Besonderheiten der Ödembildung bei renalen, kardialen, hepatischen und entzündlichen hydropischen Zuständen in Beziehung zu setzen.

3. Die Bedeutung des Aldosterons im Rahmen verschiedener hydropischer Krankheiten

a) Nephrotisches Syndrom (renales Ödem)

1950 gelang es DEMING und LUETSCHER (95), mit Urinextrakten von Kindern mit nephrotischem Syndrom an der adrenalektomierten Ratte eine deutliche Natriumretention zu erzeugen, während ein entsprechender Effekt in Kontrollversuchen mit Urinextrakten normaler Versuchspersonen nicht nachweisbar war. Die dafür verantwortliche natriumretinierende Substanz, die später von LUETSCHER u. Mitarb. (267) mit dem Aldosteron identifiziert werden konnte, verminderte sich nach DEMING und LUETSCHER (96), LUETSCHER u. Mitarb. (266, 267), AXELRAD u. Mitarb. (8), McCALL und SINGER (284), FABRE u. Mitarb. (119) unter der Behandlung mit Cortisonen, ACTH oder konzentriertem humanem Serumalbumin gleichzeitig mit einsetzender Diurese.

Entsprechend den vor allem von BARTTER u. Mitarb. (31, 31 a) postulierten Regulationsmechanismen der Aldosteronproduktion führt eine Verminderung der Pulsdruckamplitude in der Arteria carotis communis bzw. Expansion im Nierendrucksystem zu einer Erhöhung bzw. Verminderung der Aldosteronproduktion bzw. -ausscheidung (Abb. 33).

Von diesen Voraussetzungen ausgehend, macht das Verständnis des Hyperaldosteronismus beim Ödem des nephrotischen Syndroms am wenigsten Schwierigkeiten. Die durch die anhaltende Proteinurie bedingte Hypoproteinämie mit der Verminderung des in den Capillaren wirksamen kolloidosmotischen Druckes bewirkt einen Verlust von Blutflüssigkeit ins interstitielle Gewebe.

Die Ödeme treten nach SARRE (377) beim nephrotischen Syndrom dann auf, wenn der Eiweißgehalt des Serums um 5 g-% liegt, wobei vor allem die Verminderung des Plasmaalbumins entscheidend ist. Die Ödeme der Nierenkranken unterscheiden sich klinisch auch nach KLEIN-SCHMIDT (221) von den kardialen Ödemen dadurch, daß sie nicht eine Abhängigkeit von der Schwere aufweisen, sondern dort besonders stark auftreten, wo das Unterhautbindegewebe zart und dehnbar ist, so im Gesicht, vor allem in der Umgebung des Auges, am Handrücken und am Genitale. Dies spricht dafür, daß hier nicht hydrodynamische Ursachen eine Rolle spielen, sondern vielmehr Änderungen des Wasserbindungsvermögens des Plasmas.

Die durch die Extravasation bedingte allgemeine und damit gleichzeitig auch an den entsprechenden Receptorenstellen vorhandene lokale Hypovolämie ist für den nun einsetzenden Hyperaldosteronismus verantwortlich. Der Organismus versucht, den Flüssigkeitsverlust durch vermehrte renale Natrium- und Wasserrückresorption zu kompensieren, ohne allerdings das Ziel eines ausgeglichenen intravasalen Flüssigkeitshaushaltes zu erreichen. Solange die Hypoproteinämie und der kolloidosmotische Druck nicht korrigiert werden, resultiert aus dem Regulationsversuch lediglich eine erneute Extravasation von Blutflüssigkeit ins Interstitium. MULLER (316) konnte bei einem Patienten mit Lipoidnephrose diese inverse Relation von Blutmenge und Aldosteronausscheidung während und nach Heilung der Krankheit nachweisen.

Das Vorliegen einer im Rahmen des nephrotischen Syndroms recht erheblichen Störung der Nierenfunktion wirft zunächst die Frage auf, inwieweit der meßbaren Hyperaldosteronurie eine vermehrte Aldosteronsekretion der Nebennierenrinde entspricht, oder aber ein rein renaler Clearence-Effekt zugrunde liegt. Es ist deshalb von besonderer Bedeutung, daß es durch Injektion eines Aminonucleosids, des Puromycins, bei jungen Ratten gelungen ist, ein nephrotisches Syndrom zu erzeugen. Im Nebennierenvenenblut dieser Ratten fanden SINGER (407), GIROUD und DASGUPTA (163) einen gegenüber den normalen Kontrolltieren signifikant erhöhten Aldosterongehalt. Dieser Befund berechtigt zusammen mit den von ULICK u. Mitarb. (443) mit tritiummarkiertem Aldosteron beim Menschen erhobenen Ergebnissen zur Annahme, daß beim menschlichen nephrotischen Syndrom, unabhängig von seiner Genese, eine den Ausscheidungsmengen entsprechende vermehrte Produktion von Aldosteron vorliegt.

Die Bedeutung des sekundären Hyperaldosteronismus beim nephrotischen Syndrom geht aus folgender Beobachtung unseres Krankengutes hervor (Abb. 25):

Fall M. H., 1893 (J.-Nr. 327/58).

Es handelt sich um einen 65jährigen Mann, der Mitte September 1958 wegen ausgedehnter, pathogenetisch unklarer und therapierefraktärer Beinödeme zur Abklärung auf die Bettenstation der Medizinischen Poliklinik der Universität Zürich zugewiesen wurde (Abb. 25).

Seit einem Jahr klagte der Patient über wechselnde pectanginöse Beschwerden und eine geringgradige Anstrengungsdyspnoe. Die frühere Anamnese ergab keine Anhaltspunkte für das jetzige Leiden. Die Ödeme hatten sich im Verlaufe von 2 Monaten bei sonst völligem Wohlbefinden entwickelt.

Die Eintrittsuntersuchung zeigte vom Fußrücken bis zu den Oberschenkeln aufsteigend symmetrische massivste Beinödeme. Zeichen einer lokalen Zirkulationsstörung fehlten. Kardial bestanden bei fehlender Leber- und Milzstauung die Symptome einer leichten Linksinsuffizienz. Im Bereiche der Nieren und der ableitenden Harnwege konnte klinisch kein pathologischer Befund erhoben werden. Dagegen wiesen die Laboratoriumsuntersuchungen mit einer konstanten Proteinurie bis zu $7^0/_{00}$, einer Hypoproteinämie von 4,3 g-% (starke Verminderung der Albumine, Vermehrung der α-2- und β-Globuline), einem erhöhten Serumcholesterin (410 mg-%) und normalem Rest-N (30 mg-%) typische Befunde des nephrotischen Syndroms auf. Die Abklärungsuntersuchungen in bezug auf die Pathogenese des Krankheitsbildes sprachen am ehesten für ein nephrotisches Syndrom auf dem Boden einer Nierenvenenthrombose.

Der weitere Verlauf war gekennzeichnet durch die völlige Therapieresistenz der bestehenden Ödeme gegenüber den verwendeten Cortisonpräparaten und Diuretica. Auf eine erste Periode mit weitgehend stationären hydropischen Verhältnissen folgte unter einer konstanten Kochsalzzufuhr von 6 g/Tag eine vorübergehende, plötzliche Progredienz der Ödeme, ohne daß sich dadurch das Krankheitsbild grundlegend veränderte. In der darauffolgenden erneut stationären Phase und der anschließenden Periode mit geringgradiger Ausschwemmung von Ödemen kam es auf dem Boden ausgedehnter Anasarka interkurrent zu einem Erysipel mit foudroyanter Sepsis, der der Patient kaum 6 Monate nach Krankheitsbeginn erlegen ist.

Die Autopsie bestätigte unsere Vermutungsdiagnose einer doppelseitigen Nierenvenenthrombose mit sekundärem nephrotischem Syndrom.

Was die Aldosteronurie anbetrifft, so entsprechen einer zunächst stationären Ödemphase normale, einer Phase der Ödementwicklung stark erhöhte, und der Phase eines erneuten Gleichgewichtes wiederum normale Werte der Aldosteronausscheidung.

Epikrise

Es handelt sich um einen 65jährigen Mann mit nephrotischem Syndrom bei autoptisch verifizierter beidseitiger Nierenvenenthrombose. Der Patient zeigte entsprechend dem Verhalten des Körpergewichtes vorerst kaum progrediente, jedoch bereits bei Eintritt in die Klinik ausgesprochene Ödeme (Abb. 25). Trotz dieser ausgedehnten extracellulären Flüssigkeitsansammlung ergab die Bestimmung der täglichen Aldosteronausscheidung Werte, die sich im Bereiche der Norm, zeitweilen an deren unterer Grenze bewegten. Diese erste Phase ist somit durch eine im wesentlichen stationäre Gewichtskurve, eine vorerst fehlende Progredienz der Ödeme und eine normale Aldosteronausscheidung gekennzeichnet. Unter unveränderten äußeren Verhältnissen kam es in einer zweiten Phase plötzlich zu einer eindrücklichen Zunahme der Ödeme mit zusätzlichen mittelschweren Peritoneal- und Pleuraergüssen. Parallel der nun steil ansteigenden Gewichtskurve, jedoch mit einer deutlichen Verspätung von 1—2 Tagen, trat eine ausgeprägte Steigerung der Aldosteronausscheidung mit fast völliger Natriumretention ein (Abb. 25). Im Zeitpunkt, da die extracelluläre Flüssigkeitsansammlung spontan zum Stillstand kam und sich eine geringe Diurese anbahnte, fiel in einem dritten Stadium das noch eben deutlich erhöhte Aldosteron auf die Ausgangswerte ab (Abb. 25).

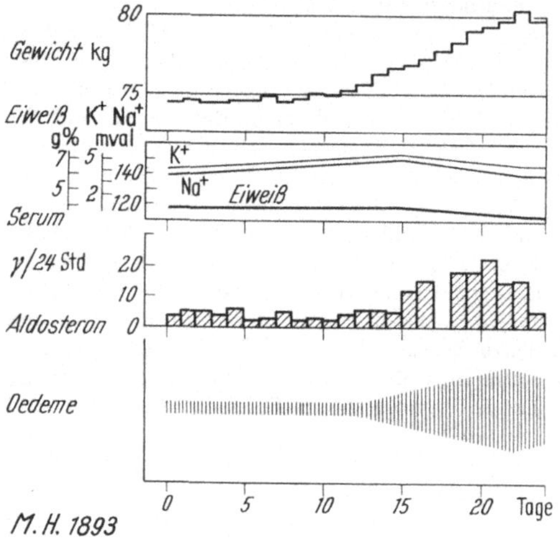

Abb. 25. Aldosteron und Ödeme bei nephrotischem Syndrom

Diskussion

Unsere Beobachtungen erinnern an die Befunde von McCall und Singer (284) bei 9 Fällen mit nephrotischem Syndrom. Die Stabilisierung oder Ausschwemmung von Ödemen führt zu einer Normalisierung bzw. Senkung der Aldosteronausscheidung und dementsprechend der Aldosteronproduktion.

Besonderer Beachtung bedarf die im vorliegenden Fall deutlich erkennbare Verspätung der Aldosteronreaktion gegenüber der Progredienz der Ödeme (Abb. 25). Die erneute Extravasation von Blutflüssigkeit aus einem steady state heraus bewirkt als sekundären, regulativen Vorgang die vermehrte Aldosteronproduktion und -ausscheidung. Die Aldosteronproduktion ist somit nicht eine Funktion des Ausmaßes der Ödeme, sondern vielmehr der Ödemveränderung in der Zeiteinheit. In diesem Sinne sprechen auch die Befunde von Giroud und DasGupta (163), die durch Amphenon an nephrotischen Ratten wohl einen Ausfall der Aldosteronproduktion, nicht aber einen Rückgang der bestehenden Ödeme und Ergüsse in den serösen Höhlen bewirken konnten. Das Fehlen von Aldosteron führt lediglich zu einem Stillstand der Ödembildung, nicht aber zu einer Reduktion bereits bestehender Ödeme.

In Übereinstimmung mit den Untersuchungen von JOHNSON und LUETSCHER (211), LUETSCHER u. Mitarb. (267) fanden WOLFF u. Mitarb. (505) nicht nur bei Lipoidnephrosen, sondern den verschiedensten hydropischen Nierenerkrankungen, z. B. Amyloidnephrosen, postnephritischen Nephrosen sowie akuten Nephritiden mit starker Ödembildung eine deutliche bis stark erhöhte Aldosteronausscheidung. Der Aldosteronmechanismus scheint hier mit den durch die veränderten kolloidosmotischen Verhältnisse und die Veränderung der Capillarpermeabilität bedingten intravasculären Flüssigkeitsverlusten in Zusammenhang zu stehen und deren Ausgleich zu dienen (Tabelle 4).

Tabelle 4. *Zur Pathogenese des renalen Ödems*

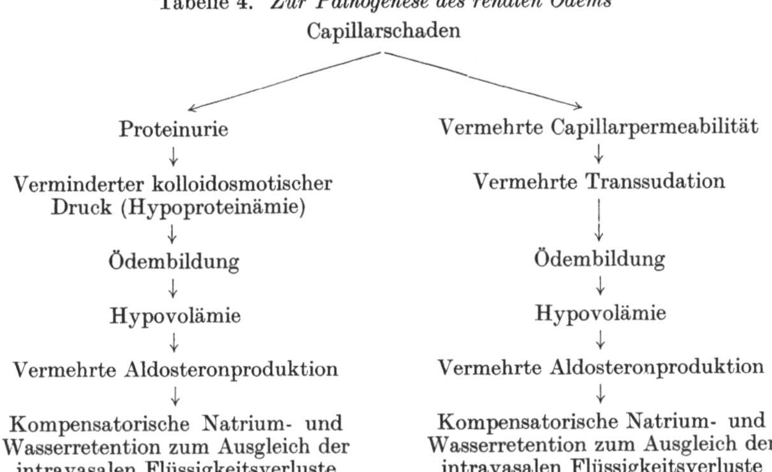

Neben der vermehrten Aldosteronaktivität im Harn hydropischer Nierenkranker haben ALLEN (3), GALAN u. Mitarb. (146) auch eine erhöhte Adiuretinkonzentration im Serum gefunden, womit die Beziehungen zu den Ödemen anderer Genese hergestellt werden.

Zusammenfassung

Auf Grund der erhobenen Befunde ergibt sich, daß die Höhe der Aldosteronausscheidung beim nephrotischen Syndrom in Übereinstimmung mit der Progredienz der extracellulären Flüssigkeitsansammlung steht. Der Hyperaldosteronismus wird als Folge der weitgehend hypoproteinämisch bedingten Extravasation mit Hypovolämie aufgefaßt, die sich an den von BARTTER u. Mitarb. (31) beschriebenen Receptoren bemerkbar macht (Tabelle 4). Darnach führt der verminderte Pulsdruck in der Arteria carotis communis zu einer Erhöhung der Aldosteronproduktion, während es umgekehrt durch Dehnung des rechten

Vorhofs infolge vermehrten Flüssigkeitszustromes zu einer Senkung dieser Aldosteronerhöhung kommt. Mit Hilfe der regulatorisch vermehrten Aldosteronproduktion soll versucht werden, durch Steigerung der renalen Natrium- und Wasserrückresorption die intravasalen Verhältnisse zu normalisieren. Solange die Hypoproteinämie und der kolloidosmotische Druck nicht beeinflußt werden, resultiert aus dem Regulationsversuch lediglich eine erneute Extravasation ins Interstitium.

b) Hämodynamische Herzinsuffizienz (kardiales Ödem) „Congestive heart failure"

Tatsache ist, daß auch bei der hydropischen Herzinsuffizienz enge Beziehungen zwischen der Störung des Flüssigkeitsgleichgewichts und der Aldosteronausscheidung bestehen. Seit den ersten Untersuchungen von DEMING und LUETSCHER (95) über die sodium retaining activity im Urin ödematöser Patienten haben sich insbesondere SINGER und WENER (410), LUETSCHER und JOHNSON (268), LUETSCHER u. Mitarb. (271), LUETSCHER (262), AXELRAD u. Mitarb. (8), DUNCAN u. Mitarb. (104), MULLER u. Mitarb. (325), WOLFF u. Mitarb. (508, 504, 506), LIEBERMAN (254),

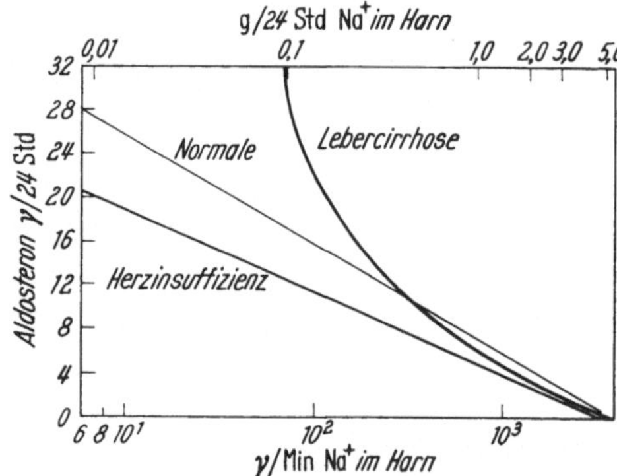

Abb. 26. Aldosteron- und Natriumausscheidung bei Patienten mit Lebercirrhose und Herzinsuffizienz sowie gesunden Kontrollpersonen. (Nach BUCHBORN, KOCZOREK und WOLFF)

VESIN (465) mit der Bedeutung des Aldosterons bei der Pathogenese der hämodynamischen Herzinsuffizienz beschäftigt.

So konnte gezeigt werden, daß zwischen der Aldosteron- und Natriumausscheidung im Harn ein umgekehrt proportionales Verhältnis besteht, indem erhöhte Aldosteronausscheidungen stets von erniedrigten Natriumwerten und umgekehrt begleitet sind. Graphisch läßt sich nach WOLFF u. Mitarb. (501) der Logarithmus der Natriumausscheidung als geradlinige Funktion der Aldosteronausscheidung darstellen (Abb. 26). Entsprechend finden sich bei unbehandelten Patienten mit starker Ödem- und Ascitesbildung die höchsten Aldosteron- und die niedrigsten Natriumwerte im Harn. Bei kompensierten Patienten ohne nachweisbare Ödeme liegen die Aldosteron- und Natriumwerte im Urin wieder im Normalbereich salzarm ernährter Gesunder.

Obschon SCHROEDER (387) sowie FUTCHER und SCHROEDER (144) bereits 1941/42 darauf hingewiesen haben, daß beim Herzinsuffizienten die Natriumausscheidung im Urin herabgesetzt ist, haben erst die letzten Jahre neue Hinweise für die hier bestehenden Zusammenhänge ergeben. Es soll deshalb versucht werden, die zur Zeit allgemein gültigen Kenntnisse über die Pathogenese des Ödems mit den bestehenden Ansichten der Ödemgenese bei der Herzinsuffizienz einander gegenüberzustellen. Was den Mechanismus der Entwicklung der hydropischen Herzinsuffizienz anbetrifft, so stehen vor allem zwei Theorien zur Diskussion.

Die Rückstauungstheorie (Backward-failure)

Sie stellt die klinischen Symptome der Stauungsinsuffizienz auf Grund der Untersuchungen von FRANK (137a), STARLING (424), STRAUB (431, 432) primär als Folge einer passiven Stauung der venösen Zuflüsse dar, die nach HARRISON (182) durch einen Druckanstieg in den proximal von den insuffizienten Hohlräumen gelegenen Abschnitten verursacht wird.

Nach der Rückstauungstheorie spielen sich die Ereignisse in folgender Reihenfolge ab:

Herzinsuffizienz, erhöhter venöser Druck und venöse Stauung, Natrium- und Wasserretention, Steigerung des Blutvolumens.

Die Theorie des Vorwärtsversagens (Forward-failure)

Die eigentliche Grundlage dieser vor allem von WARREN und STEAD (477), STEAD (425, 426), STEAD u. Mitarb. (427), MERRILL (288, 289), MERRILL und CARGILL (290), MOKOTOFF u. Mitarb. (303) vertretenen Theorie ist das bei der Herzinsuffizienz unzureichende Herzminutenvolumen. Die Symptome der Stauungsinsuffizienz sollen in der Hauptsache durch eine renale Natrium- und Wasserretention, die sich aus dem ungenügenden Blutangebot an die Nieren ergibt, hervorgerufen werden.

Entsprechend der Theorie des Vorwärtsversagens wird der folgende Ablauf gefordert:

Herzinsuffizienz, vermindertes Minutenvolumen, verminderte Nierendurchblutung, verminderte Natrium- und Wasserausscheidung, Steigerung des Blutvolumens.

Bei beiden Theorien steht die Steigerung des Blutvolumens im Mittelpunkt der ablaufenden Veränderungen. Während die Rückstauungstheorie die dafür in Frage kommenden Möglichkeiten offen läßt, wird bei der Theorie des Vorwärtsversagens die verminderte glomeruläre Durchblutung für die zur Steigerung des Blutvolumens notwendige Natrium- und Wasserretention verantwortlich gemacht. Die Vermehrung der Blutmenge ist unter die Kompensationsmechanismen des

versagenden Herzens einzureihen, die zur Aufrechterhaltung des Herzminutenvolumens (Schlagvolumen × Herzfrequenz) dienen. Es stehen
dafür grundsätzlich folgende Möglichkeiten zur Verfügung [Lit. s.
Friedberg (140), Bloch (41)].

Herzvergrößerung

Die Dilatation des Herzens führt zu einer Verlängerung der Herz-
muskelfasern, zu einer größeren Leistung und damit zu einem gesteigerten Schlagvolumen.

Vasoconstriction der Arteriolen

Oft läßt sich bei vermindertem Herzminutenvolumen eine Konstriktion der Nierenarteriolen nachweisen. Die daraus resultierende verminderte Nierendurchblutung wird für die Natrium- und Wasserretention verantwortlich gemacht, welche ihrerseits das Herzminutenvolumen
durch eine Steigerung des Blutvolumens und des venösen Rückflusses
wiederherzustellen versucht.

Steigerung des venösen Rückflusses

Mit der Vergrößerung des venösen Rückflusses und damit der diastolischen Füllung ist im allgemeinen eine Zunahme des Herzminutenvolumens verbunden. Dies ist möglich einerseits durch Steigerung der
Herzfrequenz und andererseits durch Vermehrung des zirkulierenden
Blutvolumens. Das bei der Herzinsuffizienz gesteigerte Blutvolumen
beruht sowohl auf einer Vermehrung der Erythrocyten als auch auf
einer Steigerung des Plasmavolumens, wobei nach Schwiegk und
Riecker (396a) die differenten Veränderungen der Blutmenge nur mit
ihrer doppelten Aufgabe als Transportmittel (Erythrocytenvolumen)
und als Flüssigkeitsmenge (Plasmavolumen) verstanden werden kann.
Die Vermehrung der zirkulierenden Blutmenge ermöglicht, beim
Nachlassen der Herzkraft ein hinreichendes Minutenvolumen aufrechtzuerhalten. Die Grenze der Kompensation ist dann erreicht, wenn
trotz des vermehrten Blutvolumens das Minutenvolumen nicht mehr
ansteigt, sondern im Gegenteil abfällt und Venen-, Vorhof- und Kammer-
druck diastolisch ansteigen. Bedingt ist dies durch die von Patterson
und Starling (341) am isolierten Herzen festgestellte Tatsache, daß
die Steigerung des venösen Rückflusses über ein gewisses Maximum
hinaus zu keiner weiteren Vergrößerung des Herzminutenvolumens
führt. Eine progressive Steigerung des zirkulierenden Blutvolumens und
des venösen Rückflusses überlastet letztlich das versagende Herz. Es
kommt dann trotz eines vermehrten Blutvolumens zur Abnahme des
Herzminutenvolumens.

Die Rückstauungstheorie scheint auch nach MACH und FABRE (275) am besten in Übereinstimmung zu stehen mit den klinischen Beobachtungen des alleinigen Versagens des linken und rechten Ventrikels und der üblichen Reihenfolge in der Entwicklung der einzelnen Symptome der Links- und Rechtsinsuffizienz. Was durch die Rückstauungstheorie nicht erklärt wird, ist die Ursache der gesteigerten renalen Natrium- und Wasserretention, ohne die die Stauung weder manifest werden noch andauern könnte. Ebenso konnten WARREN und STEAD (477), STEAD u. Mitarb. (427) und ALTSCHULE (6) keine Beziehung zwischen Venendruck und Ausmaß der Ödembildung nachweisen. LANDIS u. Mitarb. (236) haben jedoch darauf hingewiesen, daß die beim ruhenden Menschen durchgeführten Untersuchungen unter körperlicher Belastung zu anderen Ergebnissen führen.

Die Bedeutung des hydrostatischen Drucks bei der Entstehung des kardialen Ödems macht es verständlich, daß es besonders stark an den Körperteilen auftritt, an denen die hydrostatischen Verhältnisse der Zirkulation besonders ungünstig sind, da das Blut größere Strecken entgegen seiner Schwere gehoben werden muß. Dementsprechend sind die Ödeme bei umhergehenden Herzpatienten besonders an den Beinen, bei liegenden Kranken am Rücken nachweisbar. Die allgemeine venöse Stauung bei der kardialen Insuffizienz wird, abgesehen von der Verteilung der Schwere, zu einer allgemeinen Wassersucht [Lit. s. KNEBEL (223), LANGE (238)].

Die Theorie des Vorwärtsversagens wird gestützt durch den Befund eines verkleinerten Herzminutenvolumens, einer verminderten Nierendurchblutung und dadurch bedingten Herabsetzung der glomerulären Natrium- und Wasserausscheidung, die für die klinischen Phänomene der Stauungsinsuffizienz verantwortlich gemacht wird. Die Theorie bietet keine befriedigende Erklärung für die mangelnde Übereinstimmung zwischen Herzminutenvolumen einerseits und dem Auftreten und der Schwere der Stauungssymptome andererseits. Die Natrium- und Wasserretention stimmt zudem nicht regelmäßig mit der Verminderung von Herzminutenvolumen und Nierendurchblutung überein. Durch die Flüssigkeitsretention an sich wird zudem der örtlich umschriebene Anstieg des venösen Druckes im kleinen Kreislauf bei der Linksinsuffizienz und in den Venen des großen Kreislaufes bei der Rechtsinsuffizienz nicht erklärt.

Nach CORT und FENCL (73) beruht die grundsätzliche primäre pathophysiologische Störung bei der Herzinsuffizienz auf der Unfähigkeit des Herzmuskels, das Herzminutenvolumen den Anforderungen anzupassen. Hier setzt eine Reihe sekundärer Regulationsmechanismen ein, zu welchen auch eine gesteigerte renale Natrium- und Wasserrückresorption gehört. Während die Anhänger der Forward-failure-Theorie diesen Vorgang für eine Reaktion des Organismus auf die Verminderung des Herzminutenvolumens und damit der glomerulären Filtration halten, nehmen die Verteidiger der Backward-failure-Theorie an, daß der Anlaß zur vermehrten Natrium- und Wasserretention im fortlaufenden Schwund von Flüssigkeit aus den Gefäßen infolge der gestörten Starlingschen Kräfte im Capillarbereich zu suchen ist.

Umfangreiche Untersuchungen durch EICHNA u. Mitarb. (109, 110), FEJFAR (127) haben nach SCHWIEGK (395), WOLFF u. Mitarb. (508) gezeigt, daß weder die Annahme der prärenalen Abzweigung von Natrium und Wasser bei der Rückstauungstheorie noch die Änderung der renalen Hämodynamik bei der Theorie des Vorwärtsversagens eine befriedigende Erklärung für die bei jeder Herzinsuffizienz beobachtete Natrium- und Wasserretention ergeben. Bereits seit längerer Zeit bestand deshalb die Vermutung, daß hydropische Erkrankungen mit einer hormonal bedingten Drosselung der Natriumausscheidung einhergehen, eine Ansicht, die durch die Beobachtung einer vermehrten Aldosteronausscheidung bei ödematösen Patienten bekräftigt wurde.

Mit Hilfe der statistischen Kombination von drei methodisch zuverlässig durchzuführenden Untersuchungen, nämlich von Aldosteronausscheidung, Natriumausscheidung und endogener 24Std-Kreatininclearance ist es nach BUCHBORN u. Mitarb. (50) möglich, für ein geeignetes Kollektiv eine Aussage über den Anteil der tubulären und glomerulären Faktoren an der renal bewirkten Natriumretention bei hydropischen Erkrankungen zu erhalten. Die Schwankungen der Natriumausscheidung bei Herzkranken scheinen darnach zu $^1/_5$ bis zu $^1/_6$ auf Änderungen des Glomerulumfiltrates, dagegen zu $^4/_5$ bis zu $^5/_6$ auf Variationen der tubulären Rückresorption zu beruhen. Somit ergibt sich, daß Änderungen der Natriumausscheidung und damit der Natriumretention maximal bis zu etwa 16% auf Änderungen des Glomerulumfiltrates zurückgeführt werden können. Zu maximal 72% ist die Natriumretention dagegen durch die erhöhte Aldosteronausscheidung und entsprechende tubuläre Rückresorption bedingt. Die Reststreuung von 8% ist zum Teil methodisch bedingt. Daraus ergibt sich ein annähernd quantitatives Maß für den glomerulären und den wichtigeren endokrin gesteuerten tubulären Anteil an der Genese der Natriumretention bei der Herzinsuffizienz. Das zeigt die überragende Bedeutung, welche dem sekundären Hyperaldosteronismus bei der Pathogenese der wasserretinierenden Herzinsuffizienz zukommt.

Aus unserem eigenen Krankengut sollen zunächst zwei typische Beobachtungen wiedergegeben werden, die das Problem der Aldosteronurie beim dekompensierten, unbehandelten Herzinsuffizienten und im Verlauf der Behandlung beleuchten (Abb. 27, 28).

Fall Sch. J., 1919 (J.-Nr. 590/58).

Bei dem im November 1958 aufgenommenen Kranken handelt es sich um einen 39jährigen, außerordentlich adipösen Mann. Seit 10 Jahren ist eine stete Zunahme des Körpergewichtes beobachtet worden, die den Patienten schließlich in seiner Arbeitsfähigkeit stark beeinträchtigte. Ruhedyspnoe, Arbeitsdyspnoe und zunehmende Cyanose führten zur Klinikeinweisung.

Die Eintrittsuntersuchung ergab bei einem Körpergewicht von 139 kg vor allem eine ausgesprochene Stammfettsucht. Der Patient war schon in Ruhe dyspnoisch und wies eine auffallend dunkle Cyanose auf, die sich in Horizontallage sogleich verstärkte. Besonders eindrücklich war, daß der Patient unbeschäftigt dauernd in Schlaf fiel.

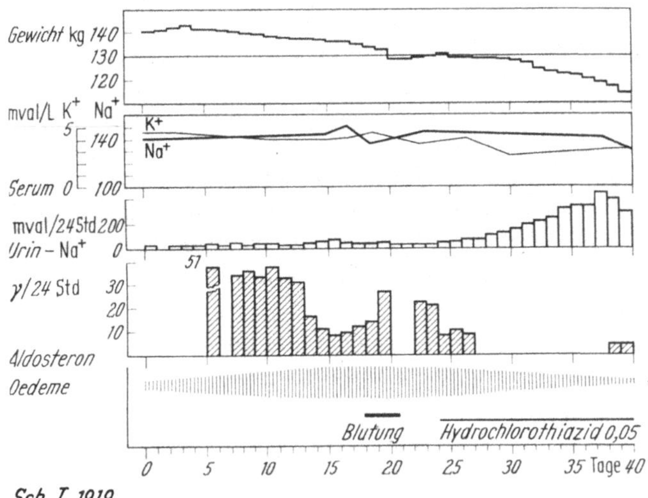

Abb. 27. Aldosteron und Ödeme bei dekompensiertem Cor pulmonale

Aufsteigend bis in die Regio inguino-scrotalis bestanden beidseits massive Beinödeme. Das Herz zeigte eine deutliche Rechtsverbreiterung, das EKG einen rechtsseitigen Myokardschaden. Der Blutdruck betrug 150/100.

Die Lungenfunktionsprüfung ergab eine starke Einschränkung der Vitalkapazität und des Atemgrenzwertes. Im peripheren Blut ließ sich eine Hypoxie, Hyperkapnie und Acidose nachweisen. Bei einer Polyglobulie von 6,3 Millionen Erythrocyten betrug das Hämoglobin 128%.

Wir stellten die Diagnose eines dekompensierten Cor pulmonale infolge Globalinsuffizienz (ROSSIER) bei extremer Obesitas (Pickwick-Syndrom).

Verlauf: Unter einer Diät von 300—500 Calorien täglich verminderte sich das Körpergewicht vorerst langsam, ohne daß eine Verminderung der Ödeme oder eine deutliche Diurese zustande kam. Dagegen bestand eine verminderte Progredienz der Anasarka, und es stellte sich schließlich während einiger Tage ein stationärer Zustand ein (Abb. 27). Interkurrent entwickelte sich eine massive intestinale Blutung aus einem Ulcus ventriculi. Unter Hydrochlorothiazid (Esidrex) 50 mg täglich per os kam es in der Folge zu einer massiven Diurese. Das Körpergewicht fiel um etwa 35 kg ab, die Ödeme verschwanden innerhalb weniger Wochen, das Bild der schweren isolierten Rechtsinsuffizienz wich demjenigen einer mittelschweren, unkomplizierten Adipositas.

Was die Aldosteronurie anbetrifft, so sind die entsprechenden Veränderungen in Abb. 27 dargestellt. Stetig zunehmenden massivsten Ödemen entsprechen in einer Phase der Beobachtung stark erhöhte Aldosteronwerte, die in einer anschließenden Periode der Stabilisierung des Zustandes zur Norm zurückkehren. Die interkurrente intestinale Blutung führt wie der Aderlaß beim Normalen zu einer vorübergehenden erneuten Steigerung der Aldosteronausschüttung. Gleichzeitig mit der beginnenden Ausschwemmung der Ödeme tritt eine definitive Verminderung der Aldosteronurie mit völlig normalen Ausscheidungswerten ein.

Epikrise

Es handelt sich um einen 39jährigen Mann (Abb. 27) mit dekompensiertem Cor pulmonale infolge Globalinsuffizienz (ROSSIER) bei extremer Obesitas (Pickwick-Syndrom). In einer ersten Phase der Ödemansammlung waren die Aldosteronwerte im Urin stark erhöht. Mit der Einstellung eines hydropischen Gleichgewichtszustandes kehrte die gesteigerte Aldosteronausscheidung auf normale Werte zurück. Interkurrent kam es im Verlaufe einer Blutung aus einem Ulcus ventriculi zu einer erneuten Erhöhung der Aldosteronurie. Mit dem Stillstand der Blutung und der beginnenden Ausschwemmung der Ödeme verschwand der Hyperaldosteronismus definitiv.

Fall R. E., 1888 (J.-Nr. 111/59).

Es handelt sich um einen 71jährigen Mann, der uns im April 1959 wegen einer schweren Myodegeneratio et insufficientia cordis arteriosclerotica mit kombinierter Links- und Rechtsinsuffizienz zugewiesen wurde.

Anamnestisch gab der Patient bis ins Frühjahr 1958 zurückreichende Synkopen und pectanginöse Beschwerden an. In der Folge traten Anstrengungsdyspnoe, später Ruhedyspnoe und periphere Ödeme auf. Bei der Klinikeinweisung bestanden eine ausgesprochene Orthopnoe und Cyanose. Die Beine waren stark ödematös verändert. Das Herz war nach beiden Seiten stark verbreitert. Es fanden sich auskultatorisch ein protodiastolischer Galopp sowie ein systolisches Geräusch mit Maximum über der Aorta. Über den Lungen beidseits basale Dämpfung, durch Stauungsergüsse bedingt. Die Leber reichte 2 Querfinger unter den Rippenbogen. Im EKG Sinusrhythmus, Linkshypertrophie, Myokardschaden, partieller a.v.-Block. PKG: Stenosegeräusch über der Aorta. Kreislaufzeiten verlängert.

Verlauf: Unter einer genau analysierten Diät und einer täglichen Kochsalzzulage von 6 g nahm die Ödembildung zunächst noch zu, was sich auch aus der Gewichtskurve erkennen läßt (Abb. 28). Die in der Folge einsetzende Verabreichung von täglich 50 mg bzw. 75 mg Hydrochlorothiazid (Esidrex) und später von täglich $^{1}/_{4}$ mg Strophosid bewirkte keine Diurese. Immerhin konnte durch diese Maßnahmen das Gewicht stationär gehalten und eine weitere Zunahme der Ödeme verhindert werden.

Die Beobachtung der Aldosteronausscheidung (Abb. 28) läßt sehr deutlich die hohen Aldosteronwerte während der Phase der Ödemansammlung erkennen. In dem Moment, da sich ein hydropischer Gleichgewichtszustand einstellte, ging die Aldosteronurie auf normale Werte zurück. Ein Versuch, die ausgeprägten Ödeme mit Dexamethason (Millicorten), also einem Cortisonderivat, zu beeinflussen, war von eindeutigem Erfolg begleitet. Nach Verabreichung von täglich 4 mg Millicorten setzte unter entsprechender Natriurese prompt die Ausschwemmung der Ödeme ein, so daß der Patient innerhalb 20 Tagen 25 kg an Gewicht abnahm. Die Aldosteronurie zeigte in dieser Phase der Ausschwemmung gegenüber dem steady state keine Veränderung. Die Stauungserscheinungen bildeten sich bei gleichzeitiger Abnahme der Herzgröße vollständig zurück, die Kreislaufzeiten normalisierten sich.

Epikrise

Es handelt sich um einen 71jährigen Mann mit schwerer Myodegeneratio et insufficientia cordis arteriosclerotica mit ausgeprägter kombinierter Links- und Rechtsinsuffizienz (Abb. 28). Zu Beginn des Klinikaufenthaltes nahm die Ödembildung während der Beobachtung noch zu. In der Folge konnte mit Hydrochlorothiazid bzw. Strophanthin ein hydropischer Gleichgewichtszustand erreicht werden. Erst die Verabreichung eines Cortisonderivates brachte die Diurese jedoch in Gang. Die Aldosteronausscheidung, die in der Phase der Ödembildung stark erhöht war, kehrte in der Phase des ödematösen Gleichgewichtszustandes auf normale Werte zurück und änderte sich auch in der Ausschwemmungsphase nicht mehr.

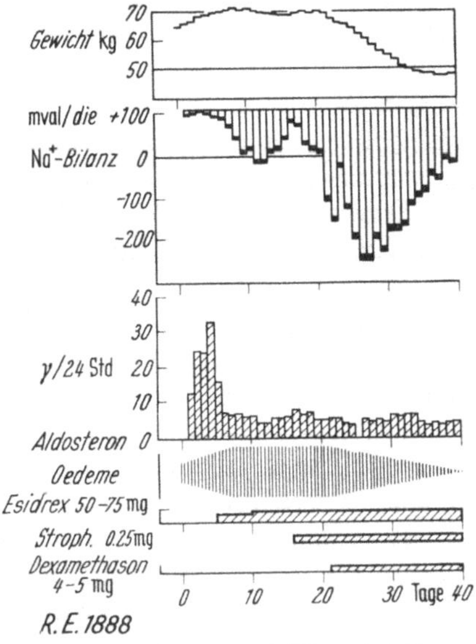

Abb. 28. Aldosteron und Ödeme bei Myodegeneratio et insufficientia cordis

Diskussion

Auf Grund unserer Beobachtungen bei Patienten mit Herzinsuffizienz (Rechts- und kombinierte Rechts-Linksinsuffizienz) ergeben sich folgende Feststellungen:

Die Herzinsuffizienz mit deutlich bis steil ansteigender Gewichtskurve als Ausdruck rasch zunehmender Ödeme ist durch einen mehr oder weniger ausgeprägten Hyperaldosteronismus gekennzeichnet. Die Höhe der Aldosteronausscheidung scheint analog zu den beim nephrotischen Syndrom besprochenen Verhältnissen eine Funktion der Ödemveränderung bzw. der Extravasation in der Zeiteinheit zu sein.

Bei konstantem Körpergewicht als Ausdruck eines Gleichgewichtszustandes in der Ödembildung ist dementsprechend, unabhängig vom Ausmaß der bestehenden Ödeme, eine normale Aldosteronausscheidung zu erwarten. Dieselbe Beobachtung gilt mehr oder weniger auch für Herzinsuffiziente, die wenig progrediente oder rasch wechselnde „kleine"

Ödeme aufweisen. Dieser letztere Umstand ist vor allem auf die Diskrepanz zwischen der biologischen Wirksamkeit des Aldosterons und der Feineinstellung der homöostatischen Regulationsmechanismen einerseits, der relativ geringen Empfindlichkeit der verwendeten Methoden und der Schwierigkeit der Bluttiterbestimmungen andererseits zurückzuführen.

Es darf angenommen werden, daß eine strenge Abhängigkeit zwischen dem Grad der Extravasation und der Aldosteronsekretion durch die Nebennierenrinde besteht, wie sie durch die von TRUNIGER (441) postulierte Formel dargestellt wird (S. 69). Die im Urin zur Ausscheidung gelangenden erhöhten Aldosteronmengen können in Analogie zu den für die Lebercirrhose noch darzulegenden Verhältnissen auf einer Aldosteronhypersekretion durch die Zona glomerulosa der Nebennierenrinde oder auf einem durch die Leberstauung bedingten verminderten enzymatischen Abbau des Aldosterons beruhen.

DAVIS u. Mitarb. (85, 87) haben einerseits im Nebennierenvenenblut von Hunden mit experimenteller, zentraler venöser Stauung (Drosselung der Vena cava inferior) und experimenteller Rechtsinsuffizienz (Drosselung der Arteria pulmonalis) einen gegenüber dem Normaltier signifikant erhöhten Aldosterongehalt nachgewiesen, womit die vermehrte Aldosteronausschüttung durch die Nebennierenrinde unter den Bedingungen der Rechtsinsuffizienz als bewiesen gelten kann. Diese Befunde konnten allerdings von DRISCOL u. Mitarb. (103) nicht voll bestätigt werden.

Beim Menschen konnten ULICK u. Mitarb. (443) bei ödematösen Herzpatienten eine tägliche Aldosteronproduktion zwischen 250 und 600 γ, MULLER u. Mitarb. (326) bei zwei weiteren hydropischen Herzkranken beim einen Produktionswerte zwischen 174 und 476 γ und beim anderen von 1065 γ Aldosteron täglich nachweisen, während die Urinausscheidung beim ersteren Fall 14 γ, beim letzteren Fall 38 γ betrug. Der Hyperaldosteronismus bei der hämodynamischen Herzinsuffizienz scheint im allgemeinen weniger ausgeprägt zu sein als beim nephrotischen Syndrom.

YATES (513), YATES u. Mitarb. (514) zeigten andererseits im Tierversuch an der Ratte, daß eine akute Leberstauung durch suprahepatische Drosselung der Vena cava inferior die enzymatische Reduktion des A-Ringes des Desoxycorticosterons, Cortisons und Hydrocortisons zu vermindern vermag. Ähnliche Verhältnisse scheinen auch für die Inaktivierung des Aldosterons vorzuliegen, entsprechen doch die Elektrolytausscheidungen nach akuter Leberstauung im Tierversuch denjenigen einer vermehrten Aldosteronaktivität.

Damit scheint der bei der Stauungsinsuffizienz auftretende Hyperaldosteronismus vor allem auf eine vermehrte Aldosteronproduktion in der Zona glomerulosa der Nebennierenrinde, in wesentlich geringerem Maße aber auch auf eine verminderte enzymatische Inaktivierung in der Leber zurückzuführen zu sein.

Auf Grund dieser Feststellungen und Beziehungen lassen sich die von WOLFF u. Mitarb. (508), MULLER u. Mitarb. (325) erhobenen unterschiedlichen Befunde bei Links- und Rechtsinsuffizienz erklären. Die isolierte Linksinsuffizienz geht mit einer minimalen, bilanzmäßig für den Organismus irrelevanten Extravasation von Blutflüssigkeit einher (keine Ödeme, keine Transsudate, dementsprechend keine wesentlichen Flüssigkeitsverschiebungen) und zeigt folglich eine normale Aldosteronausscheidung. Eine vermehrte Aldosteronausscheidung auf Grund einer gestörten enzymatischen Inaktivierung des Aldosterons infolge Stauung kommt bei der isolierten Linksinsuffizienz nicht in Frage. Die isolierte oder mit Linksinsuffizienz kombinierte Rechtsinsuffizienz mit progredienten Ödemen (rasche Gewichtszunahme) und Höhlenergüssen (Ascites, Pleuratranssudate) zeigt dagegen eine deutlich erhöhte Aldosteronausscheidung. Die Aldosteronurie kann durch gleichzeitige stauungsbedingte oder konkommittierende Leberfunktionsstörung verstärkt werden.

Bei den von VESIN (464, 465), WOLFF u. Mitarb. (504, 508), MULLER u. Mitarb. (325), LIEBERMAN (254) wiederholt festgestellten normoaldosteronischen Ödemen kardialer Genese handelt es sich demnach um hydropische Zustände, die sich in einer stationären Phase befinden oder aber zu langsam progredient sind, um einen mit den zur Verfügung stehenden Methoden faßbaren Hyperaldosteronismus zu erzeugen. Sie unterscheiden sich damit prinzipiell nicht von den hyperaldosteronischen Ödemen. Die von LENZI u. Mitarb. (248) nach intravenöser Kochsalzzufuhr bei hydropischen Herzkranken im Gegensatz zu Normalen beobachtete Steigerung der Aldosteronausscheidung hängt möglicherweise mit der bei diesen Patienten gegebenen Möglichkeit einer erneuten Extravasation zusammen.

Auch bei der hämodynamischen Herzinsuffizienz finden wir eine dem nephrotischen Syndrom analoge Übereinstimmung zwischen Progression der Ödembildung und Aldosteronurie. Während die vermehrte Aldosteronproduktion beim hypoproteinämischen Ödem dem Ausgleich der intravasalen Hypovolämie dient, liegen die Verhältnisse beim kardialen Ödem wesentlich komplizierter.

Die bereits im Rahmen des insuffizienten, jedoch kompensierten Herzens in Funktion tretenden homöostatischen Kompensationsmechanismen mit Vermehrung der Blutmenge überlasten letztlich das versagende Herz, so daß es zur dekompensierten Insuffizienz mit Auftreten von Ödemen kommt. Da auch nach den Untersuchungen von EISENBERG und McCALL (111), GUNTON und PAUL (179), MAURICE (283),

MILNOR und CAMPEAU (301), MOLENAAR und ROLLER (303a), ALT-
SCHULE (5a), SEYMOUR u. Mitarb. (397a), SAMET u. Mitarb. (376),
schon die kompensierte und auch rekompensierte Herzinsuffizienz durch
eine Hypervolämie gekennzeichnet sein können, kann die im Verlaufe
der kardialen Ödembildung beobachtete vermehrte Aldosteronproduktion nicht ohne weiteres als Regulationsvorgang zur Auffüllung eines
verminderten intravasalen Natrium- und Wassergehaltes gedeutet
werden. Nachdem die bei der renalen, kardialen und andersartigen
Ödembildung und -ausschwemmung ablaufenden Vorgänge hinsichtlich
Aldosteronurie sehr ähnlich sind, dürften auch analoge Mechanismen
dafür verantwortlich sein. Da die Hypovolämie in ihrer generalisierten
Form als regulativer Faktor bei der Herzinsuffizienz nicht in Frage
kommt, muß man auf Grund der Bartterschen Anschauung annehmen,
daß hier das gesamte Plasmavolumen nicht repräsentativ ist für die
am Orte der Regulation (Arteria carotis communis und rechter Vorhof)
wirksame Flüssigkeitsmenge. Dies scheint um so wahrscheinlicher, als
beim insuffizienten Herzen ein großer Teil des Blutvolumens in den
abhängigen Partien liegt und damit dem Herzen gar nicht zur Verfügung steht.

Die Annahme einer gestörten Blutverteilung und einer dadurch
hervorgerufenen Auslösung volumenregulatorischer Mechanismen könnte
erklären, warum bei der kompensierten Herzinsuffizienz bereits vor dem
Auftreten eigentlicher Ödeme eine Tendenz zu Hypernatriämie und
Hypervolämie, allerdings ohne eigentliche Erhöhung der Aldosteronausscheidung, beobachtet wird. Die Situation erinnert an die Verhältnisse beim stehenden und liegenden Menschen, bei dem mit Hilfe von
markiertem Aldosteron der Einfluß der Lage und damit der Blutverteilung im Organismus auf die unterschiedliche Aldosteronproduktion
eindrücklich hat gezeigt werden können, während es mit den üblichen
Nachweismethoden nur schwer möglich ist, diese feinen Veränderungen
zu registrieren. So ergibt sich in vertikaler Position eine gegenüber der
horizontalen Lage erhöhte Aldosteronausscheidung, die ebenfalls einer
adäquaten Flüssigkeitszufuhr infolge veränderter Volumenverhältnisse
dient. Eine entsprechende Beweisführung für einen ähnlichen Regulationsmechanismus bei der kompensierten oder rekompensierten Herzinsuffizienz mit Hypervolämie steht noch aus.

Erst die im Verlaufe der Dekompensation der Herzinsuffizienz durch
Extravasation ins Interstitium verstärkte Hypovolämie im Gebiete der
arteriellen Receptoren genügt, um die zur Auffüllung des Intravasal-
raumes in Gang gebrachte vermehrte Aldosteronproduktion auch mit
den gebräuchlichen Nachweisverfahren zu erfassen. Durch die zusätzliche Natrium- und Wasserretention versucht der hypervolämische Herzinsuffiziente insbesondere eine vermehrte Füllung der volumenregula-

torisch maßgebenden Kreislaufabschnitte zu erzielen. Im Gegensatz zum nephrotischen Syndrom mit allgemeiner Hypovolämie muß man bei der hämodynamischen Herzinsuffizienz nur eine auf gewisse Bezirke (Arteria carotis communis) beschränkte verminderte Hypovolämie bei allgemeiner Hypervolämie annehmen. Das erklärt auch die gegenüber dem nephrotischen Syndrom fehlende gegensinnige Beziehung zwischen Aldosteronurie und Blutvolumen und unterstreicht erneut die Tatsache, daß die Aldosteronproduktion und -ausscheidung nicht von der extracellulären Flüssigkeitsmenge, sondern der intravasalen Flüssigkeitsverteilung abhängig ist. Entsprechende eigene Untersuchungen (398b, 398d) beim Menschen haben allerdings keine Anhaltspunkte dafür geliefert, welche Kreislaufgrößen bei der Herzinsuffizienz für das Ausmaß der Aldosteronurie verantwortlich sind, so daß wir hier vorläufig auf Vermutungen angewiesen sind.

Die Mobilisierung von Ödemen bzw. der Rückstrom von Ödemflüssigkeit führt entsprechend der Zunahme des intravasalen Volumens und den für die Volumensteuerung ermittelten Zusammenhängen zu einer Abnahme der Aldosteronsekretion und -ausscheidung. Die Diskrepanz zwischen den verwendeten Bestimmungsmethoden und der Feineinstellung der beteiligten Regulationsmechanismen bringt es mit sich, daß die mit der Ödemmobilisierung verbundenen Volumenschwankungen im intravasalen Raum nur schwer zu fassen sind.

Nach MULLER (316) ist die Niere des Herzpatienten in der Lage, unabhängig von den üblichen Mechanismen und der Aldosteronwirkung, Natrium zu retinieren. In diesem Sinne wird auch die von BUCHBORN u. Mitarb. (49) gemachte Beobachtung verwertet, wonach die Natriurie beim Herzpatienten immer stärker eingeschränkt ist, als dies die Aldosteronproduktion und -ausscheidung vermuten lassen (Abb. 26). Eigene mit TRUNIGER (442) durchgeführte Untersuchungen über den Einfluß langdauernder Einwirkung von Diuretica beim Gesunden und beim Ödemkranken ergaben, daß im Zeitpunkt der Erschöpfung der mobilisierbaren Natrium- bzw. Körperflüssigkeitsreserven eine vorübergehende Steigerung der Aldosteronausscheidung auftritt. Die Tatsache, daß der so erzeugte Hyperaldosteronismus zeitlich beschränkt ist und im allgemeinen nach 1—3 Tagen die Ausgangswerte erreicht, dürfte am ehesten mit dem Eingreifen neuer natriumbewahrender Mechanismen in Zusammenhang stehen. Inwieweit dafür von BAULIEU (32) vermutete neuartige Mineralocorticoide verantwortlich sind, läßt sich vorläufig nicht entscheiden.

Zusammenfassung

Wenn wir versuchen, die in neuester Zeit hinsichtlich der Bedeutung des Aldosterons bei der Genese des Ödems Herzinsuffizienter gewonnenen Erkenntnisse in die beiden bestehenden Theorien über den Mechanismus der kardialen Ödembildung einzubauen, so lassen sie sich am besten mit einer kombinierten Backward-Forward-failure-Theorie in Einklang bringen. Während die Rückstauungstheorie die Frage der Natrium- und Wasserretention offen läßt, wird sie bei der Theorie des Vorwärtsversagens mit dem verminderten Minutenvolumen bzw. der verminderten glomerulären Filtration in Zusammenhang gebracht. Es liegt nahe, die ungeklärte Natriumretention bei der Backward-failure-Theorie mit der tubulären Aldosteronwirkung in Zusammenhang zu bringen. Wenn bei der Herzinsuffizienz an der Natriumretention auch noch andere, zur Zeit unbekannte Faktoren beteiligt sein mögen, so scheint doch der hormonal gesteuerte tubuläre Mechanismus dabei eine wesentlich bedeutendere Rolle zu spielen als die im Mittelpunkt der Forward-failure-Theorie stehende glomerulär bedingte Natriumretention, die zweifellos unterstützend mitwirken kann.

Unter Beibehaltung der bei den beiden Theorien geläufigen Reihenfolge der Abläufe ergeben sich unter Bezug auf neuere Ergebnisse folgende Möglichkeiten (Tabelle 5). In einer ersten Phase kommen während des

Tabelle 5. *Zur Pathogenese des kardialen Ödems*

Nachlassen der Herzleistung

Backward-failure-Theorie	1. Phase	Forward-failure-Theorie
Veränderte Verteilung der Blutflüssigkeit infolge venöser Rückstauung		Vermindertes Minutenvolumen
Vermehrte Aldosteronproduktion (?)		Verminderte glomeruläre Filtration
Natrium- und Wasserretention		Natrium- und Wasserretention
Erhöhung der zirkulierenden Blutmenge		Erhöhung der zirkulierenden Blutmenge
	2. Phase	
Versagen des überlasteten Herzens (Anstieg des hydrostatischen Druckes)		Versagen des überlasteten Herzens (Verminderung des Minutenvolumens)
Ödembildung		Verminderte glomeruläre Filtration
Vermehrte Aldosteronproduktion		Natrium und Wasserretention
Kompensatorische Natrium- und Wasserretention zum Ausgleich der intravasalen Flüssigkeitsverluste		Ödembildung

Ablaufs einer Neuverteilung des intravasalen Volumens Regulationsmechanismen in Gang, die der Aufrechterhaltung eines adäquaten
Minutenvolumens dienen, wobei sowohl die hormonal bedingte tubuläre
als auch die zirkulatorisch bedingte glomeruläre Natriumretention zur
Erhöhung des Blutvolumens zur Diskussion stehen.

Erst in der zweiten Phase des versagenden, überlasteten Herzens
kommt es zur Ödembildung. Auf Grund der allgemein gültigen Kenntnisse über die Beziehungen zwischen Progression der Ödeme und Aldosteronurie darf der Konzeption der hydrostatisch bedingten Extravasation mit sekundärer aldosteronabhängiger Natrium- und Wasserrückresorption wohl der Vorrang vor der glomerulär bedingten Flüssigkeitsretention gegeben werden. Letztere scheint nur zu einem kleineren
Teil an der Ödembildung beteiligt zu sein. Die beiden Theorien in
diesem Stadium gemeinsame vermehrte Retention von Natrium und
Wasser ermöglicht und unterhält gleichzeitig durch das Heranführen
der notwendigen Ödembausteine die weitere Ödembildung, solange es
nicht gelingt, die Störung kausal zu beheben.

Unter Bezugnahme auf die neuesten Kenntnisse über die Regulation
des Aldosterons und seine Bedeutung bei der Ödembildung läßt sich die
Herzinsuffizienz am besten durch einen kombinierten Backward-Forward-failure-Mechanismus erklären (Tabelle 6).

Im Stadium der kompensierten Herzinsuffizienz ist die Neuverteilung der Blutflüssigkeit infolge venöser Rückstauung Ausdruck einer
Stauung hinter dem Herzen. Infolge des dadurch bedingten Vorwärtsversagens mit Hypovolämie im Gebiet der Arteria carotis communis
kommt es zur Erhöhung der Aldosteronproduktion und damit der
Natrium- und Wasserretention. Dadurch wird die zirkulierende Blutmenge vermehrt und eine Steigerung des Minutenvolumens ermöglicht.

Im Stadium der dekompensierten Herzinsuffizienz versagt das über-
lastete Herz unter dem Einfluß der besprochenen Regulationsmechanismen. Der Anstieg des hydrostatischen Druckes mit Extravasation von
Blutflüssigkeit entspricht den klassischen Vorstellungen der Backward-
failure-Theorie. Andererseits schafft die mit der Ödembildung einher-
gehende Hypovolämie vor dem Herzen die Voraussetzung für einen
Hyperaldosteronismus mit Natrium- und Wasserretention, die dem Ausgleich der intravasalen Flüssigkeitsverluste dienen. Diese Vorgänge sind
Ausdruck eines Forward-failure-Mechanismus.

Im Gegensatz zur bestehenden Theorie des Vorwärtsversagens
scheint sich somit die Verminderung des Minutenvolumens weniger an
der Niere als vielmehr im Gebiet der Arteria carotis communis auszu-
wirken. Während die Ursache der Natrium- und Wasserretention auf
Höhe der Niere mit einer verminderten glomerulären Filtration erklärt
wird, muß sie auf Höhe der Arteria carotis communis mit einer hypo-

volämisch oder andersartig bedingten Steigerung der Aldosteronproduktion und entsprechender vermehrter tubulärer Rückresorption von Natrium und Wasser in Zusammenhang gebracht werden. Sowohl im Stadium der Kompensation bzw. Rekompensation als auch im Stadium der Dekompensation ist das Vorwärtsversagen Ausdruck eines sich zunächst hinter dem Herzen abspielenden Geschehens. Die gemeinsame Betrach-

Tabelle 6. *Zur Pathogenese des kardialen Ödems*
Kombinierte Backward-forward-failure-Theorie

1. Phase (Kompensierte Herzinsuffizienz)	Nachlassen der Herzleistung ↓
Backward-failure	Neuverteilung der Blutflüssigkeit infolge venöser Rückstauung ↓
Forward-failure	Hypovolämie im Gebiet der Arteria carotis communis ↓
	Vermehrte Aldosteronproduktion ↓
	Natrium- und Wasserretention ↓
	Erhöhung der zirkulierenden Blutmenge ↓
2. Phase (Dekompensierte Herzinsuffizienz)	Versagen des überlasteten Herzens (Anstieg des hydrostatischen Druckes) ↓
Backward-failure	Ödembildung ↓
Forward-failure	Hypovolämie im Gebiet der Arteria carotis communis ↓
	Vermehrte Aldosteronproduktion ↓
	Kompensatorische Natrium- und Wasserretention zum Ausgleich der intravasalen Flüssigkeitsverluste

tung beider Faktoren ermöglicht das Verständnis der Herzinsuffizienz im Rahmen der heute vorhandenen Kenntnisse als eines kombinierten Backward-Forward-failure-Mechanismus.

In seltenen Fällen kann auch einmal ein Forward-backward-failure-Mechanismus vorliegen. Ein derartiges Krankheitsbild beobachteten wir kürzlich bei einer Patientin mit linksseitigem Vorhoftumor (Abb. 20). Infolge der tumorbedingten schweren funktionellen Mitralstenose entwickelt sich ein Vorwärtsversagen mit vermindertem Blutvolumen im Bereich der arteriellen peripheren Receptoren. Daraus resultiert ein

Hyperaldosteronismus, dessen Ausmaß von der Schwere der Hypovolämie im Gebiet der Arteria carotis communis abhängt. Solange der vor der Stenose liegende Herzmuskel suffizient ist, liegt eine isolierte Forward failure vor. Beim zusätzlichen Versagen des Myokards kommt es zur kombinierten Forward-backward-failure, während bei der eigentlichen Herzinsuffizienz eine umgekehrte Reihenfolge anzunehmen ist.

c) Dekompensierte Lebercirrhose (hepatisches Ödem)

1953 haben CHART und SHIPLEY (62), DAVIS u. Mitarb. (86) im Urin von hydropischen Lebercirrhotikern eine vermehrte „sodium retaining activity" gefunden, die dem Grad der Natriumretention weitgehend parallel ging. Von AXELRAD u. Mitarb. (8) konnte die wirksame Substanz papierchromatographisch isoliert und als Aldosteron identifiziert werden. WOLFF u. Mitarb. (500, 502, 507, 510) haben mehrmals über die Aldosteronurie bei verschiedenen Leberaffektionen berichtet. Sowohl bei der akuten Hepatitis als auch bei der kompensierten und besonders dekompensierten Lebercirrhose konnten gegenüber der Norm erhöhte Aldosteronwerte ermittelt werden. Dabei nimmt das Ausmaß der Aldosteronausscheidung in der angeführten Reihenfolge zu (Abb. 29).

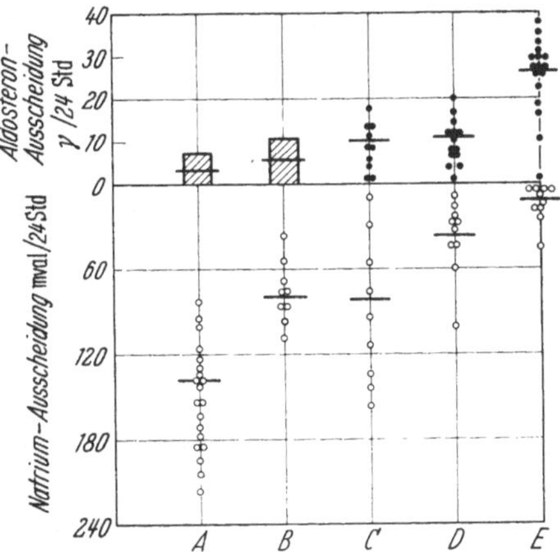

Abb. 29. Aldosteron- und Natriumausscheidung bei Leberkranken. A Gesunde Versuchspersonen bei freier Nahrungswahl. B Gesunde Versuchspersonen bei salzarmer Standardkost. C Patienten mit akuter Hepatitis. D Patienten mit kompensierter Lebercirrhose. E Patientin mit dekompensierter Lebercirrhose. (Nach WOLFF u. Mitarb.)

Bei der akuten Hepatitis stieg die Aldosteronausscheidung bei ausgeprägter Leberschädigung in der Regel an, meist jedoch im Gegensatz zu hydropischen Erkrankungen ohne gleichzeitige Abnahme der Natriumausscheidung, so daß das Natriumgleichgewicht des Organismus trotz erhöhter Aldosteronaktivität gewahrt bleibt. Das ließ die Vermutung aufkommen, daß möglicherweise andere Steroide an den Tubuli antagonistisch zum Aldosteron wirken und dessen natriumretinierende Wirkung abschwächen. Ob die von CACHERA und DARNIS (53), LABBY und HOAGLAND (230) bei der akuten Hepatitis beobachtete Vermehrung der extracellulären Flüssigkeit mit diesen Befunden zusammenhängt, ist ungenügend abgeklärt.

Die gesteigerte Aldosteronausscheidung bei Lebercirrhosen ließ sich auch dann nachweisen, wenn noch keine manifeste Wasserretention bestand. Dabei kann die Natriumausscheidung bereits etwas eingeschränkt sein. Die ausgesprochenste Aldosteronurie und Natriumretention zeigen die dekompensierten Lebercirrhosen.

In Analogie zu den am Beispiel der dekompensierten Herzinsuffizienz gemachten Feststellungen müssen zwei Faktoren für den mit schweren Leberschädigungen verbundenen Hyperaldosteronismus verantwortlich gemacht werden, nämlich eine vermehrte Aldosteronproduktion durch die Nebennierenrinde und eine verminderte Inaktivierung des zirkulierenden Aldosterons durch die geschädigte Leber.

Die Bedeutung der verminderten Inaktivierung der zirkulierenden Wirkstoffe bei gestörter Leberfunktion ist aus dem Beispiel anderer Hormongruppen bekannt. So wird der männliche Hypogonadismus bei Lebercirrhose nach LABHART (231) durch einen gestörten Abbau und eine verminderte Inaktivierung der Oestrogene erklärt. Am Beispiel der Corticosteroide hat HÜBNER (202) auf die Bedeutung der Leber am Stoffwechsel dieser Hormone hingewiesen. Mit den zur Zeit üblichen Methoden der Aldosteronbestimmung im Urin werden lediglich das freie Aldosteron sowie ein bereits früher erwähntes Konjugat erfaßt. Da nach GORDON (169), CHART u. Mitarb. (61) bei gestörter Leberfunktion entsprechend den von YATES (513), YATES u. Mitarb. (514) für den Fall der akuten venösen Leberstauung im Tierversuch erhobenen Befunden die enzymatische Inaktivierung schwer beeinträchtigt sein kann, resultiert unter Umständen eine Zunahme der mit den zur Verfügung stehenden Methoden nachweisbaren Aldosteronmetabolite. Diese Überlegungen werden durch die Befunde von WOLFF u. Mitarb. (506) unterstützt, die nach Verabreichung von 500 γ Aldosteron bei Lebercirrhotikern bis zu 15% im Urin wiederfanden, während bei gesunden Kontrollpersonen lediglich 4—5% nachgewiesen werden konnten.

Eigene Untersuchungen sprechen ebenfalls im Sinne einer verminderten Hormoninaktivierung als Teilfaktor des sekundären Hyperaldosteronismus bei Lebercirrhose. Versuchsbedingungen, die auf Grund der bisher an Gesunden und Ödemkranken gemachten Erfahrungen zu einer Normalisierung der Aldosteronausscheidung führen sollten (Stillstand der Ascites- und Ödembildung, beginnende Ödem- bzw. Ascitesausschwemmung), bewirken beim Lebercirrhotiker zwar qualitativ eine dem Normalen vergleichbare Senkung der Aldosteronurie, ohne aber eine bestimmte, gegenüber der Norm meist erhöhte Basisausscheidung zu unterschreiten (Abb. 30). Immer wieder auftretende Fälle gesicherter Lebercirrhose mit normaler Aldosteronausscheidung, wie sie neben DYRENFURTH u. Mitarb. (105), GIROUD und McCALL (164) auch unser eigenes Beobachtungsgut aufweist, müssen zu der bekannten Erscheinung selektiv gestörter bzw. selektiv intakter Partialfunktionen der Leber gerechnet werden.

Nach den Untersuchungen von BUCHBORN u. Mitarb. (49, 50) besteht bei der Lebercirrhose mit und ohne Ascites zwischen Aldosteron- und Natriumausscheidung eine negative Korrelation von hoher Signifikanz. Dagegen läßt sich statistisch, im Gegensatz zur Herzinsuffizienz, kein zusätzlicher natriumretinierender Einfluß des ebenfalls reduzierten Glomerulumfiltrates nachweisen.

Während bei Gesunden und Herzkranken die umgekehrte Proportionalität zwischen Aldosteron- und Natriumausscheidung durch eine Exponentialfunktion wiedergegeben wird, entspricht sie bei den Lebercirrhotikern einer hyperbolischen Funktion (Abb. 26). Auffallend ist, daß Aldosteron bei der Lebercirrhose erst in mehrfach höheren Mengen natriumretinierend wirkt als bei der Herzinsuffizienz. Ob diese Tatsache mit der Verschiebung der möglicherweise biologisch inaktiven Aldosteronmetabolite zugunsten der nachweisbaren Produkte oder vermehrtem Auftreten von inaktivierenden Aldosteronantagonisten zusammenhängt, läßt sich zur Zeit nicht entscheiden.

Der Moment beginnender Ascites- und peripherer Ödembildung bedeutet für den Organismus eine entscheidende Wendung im Ablauf der fortgeschrittenen Leberschädigung. Zu den bis dahin im Vordergrund stehenden Stoffwechseldefekten treten eingreifende Umstellungen und Störungen des Kreislaufs sowie des Salz- und Wasserhaushaltes. Die vor der Dekompensation ausgeglichene Bilanz erfährt durch die extrarenale Abwanderung von Flüssigkeit in die Peritonealhöhle bzw. in das Interstitium besonders der unteren Extremitäten eine Verschiebung, die nur durch Anpassung der renalen Ausscheidung von Elektrolyten und Wasser wirksam korrigiert werden kann. Unter Annahme einer mittleren Natriumkonzentration von 140 meq/l Ascites werden dem Körper bei akuter Ascitesbildung kurzfristig Natriummengen entzogen, die je nach Progredienz der Extravasation die tägliche Natriumzufuhr wesentlich übersteigen. Damit auch unter diesen Umständen annähernd ausgeglichene Bilanzverhältnisse erhalten werden können, müssen die renalen Verluste entsprechend eingeschränkt werden. Auf diese für die Ascitesbildung bei der Lebercirrhose bedeutende Natriumretention haben ACHARD u. Mitarb. (1) bereits 1931 hingewiesen.

Das Vorliegen einer tatsächlich vermehrten Aldosteronausschüttung durch die Zona glomerulosa der Nebennierenrinde bei der dekompensierten Lebercirrhose wurde im Tierversuch durch den Nachweis erhöhter Aldosteronkonzentrationen im Nebennierenvenenblut mehrfach bewiesen. So haben DAVIS u. Mitarb. (85, 87), BALL u. Mitarb. (17) durch Drosselung der Vena cava inferior (supra- und infrahepatisch) eine vermehrte Aldosteronausscheidung erzielt. ULICK u. Mitarb. (443) haben mit tritiummarkiertem Aldosteron bei einem Fall von ascitesbildender

Lebercirrhose beim Menschen ebenfalls eine eindeutig gesteigerte Bildung von Aldosteron nachweisen können.

Die durch den Hyperaldosteronismus hervorgerufenen Stoffwechselstörungen Ödemkranker sind nach MERTZ (292) nicht auf den Natrium- und Wasserhaushalt beschränkt. Auch bei den Leberaffektionen wird durch die erhöhte Aldosteronaktivität mit intracellulärer Natriumeinlagerung eine Kaliumabwanderung aus der Zelle und eine tubuläre Kaliumausscheidung beobachtet. Dieser Effekt kann im Zusammenhang mit anderen Faktoren besonders bei dekompensierten Lebercirrhosen das Auftreten einer Hypokaliämie begünstigen.

Im Gegensatz zum kardialen Ödem macht sich die Flüssigkeitsansammlung bei der leberbedingten Wassersucht hauptsächlich in der Peritonealhöhle als Ascites bemerkbar [Lit. s. MERTZ (293), MERTZ und LUTZ (296)]. Die zunehmende portale Hypertension und der oftmals herabgesetzte kolloidosmotische Druck im Serum bewirken eine Filtrationssteigerung in den Capillaren. RUSZNIAK u. Mitarb. (372) konnten zeigen, daß die in die Bauchhöhle filtrierte große Flüssigkeitsmenge die Transportkapazität des Lymphgefäß-Systems überschreitet (dynamische Insuffizienz) und der erhöhte portale Druck analog dem erhöhten zentralen Venendruck bei der Herzinsuffizienz retrograd auf die Lymphgefäße wirkt (mechanische Insuffizienz).

Anhand eigener Untersuchungen bei Patienten mit Lebercirrhose möchten wir die Bedeutung des Aldosterons bei der Ascitesbildung darstellen (Abb. 30).

Fall Sch. Chr., 1896 (J.-Nr. 154/58).

Diese 63jährige Patientin klagt seit mehreren Jahren über Verdauungsbeschwerden und Fettunverträglichkeit. Bei einer Durchuntersuchung im Jahre 1956 wurde erstmals eine Lebercirrhose festgestellt. Pruritus, Hautblutungen und eine Zunahme des Bauchumfanges führten schließlich Ende August 1958 zur Einweisung auf die Bettenstation der Medizinischen Universitätspoliklinik Zürich (Abb. 30).
Bei der Eintrittsuntersuchung war die stark ikterische Patientin in einem schlechten Allgemeinzustand. An verschiedenen Stellen bestanden kleine Haut- und vereinzelte Schleimhautblutungen. Rumpel- und Kneifphänomen waren positiv. Beidseits bestanden leichte prätibiale Ödeme. Herz und Lungen zeigten keine abnormen Befunde. Das Abdomen war trommelförmig aufgetrieben, und es konnte eine massive Ascitesbildung nachgewiesen werden. Die Leber war vergrößert, derb, die Milz palpabel. Die Laboratoriumsbefunde ergaben mit einem Bilirubin von 4,1 mg-%, einer alkalischen Phosphatase von 18 E, einem Bromsulfaleintest von 28% und einem Bluteiweiß von 6,9 g-% das Bild einer ausgeprägten Leberschädigung. Laparoskopisch und mit Hilfe einer gezielten Leberbiopsie konnte die Diagnose einer posthepatitischen, dekompensierten Lebercirrhose mit Ascites gestellt werden.
Verlauf. Der Zustand der Patientin und die Progredienz des Ascites erforderten in den folgenden Wochen wiederholte Ascitespunktionen. Dabei entwickelte sich vorübergehend das Bild eines Salzverlustsyndroms, das durch Kochsalzzufuhr behoben werden konnte. Das Allgemeinbefinden der Kranken ver-

schlechterte sich jedoch allmählich zusehends und führte schließlich im Coma hepaticum ad exitum. Die Sektion bestätigte die Diagnose einer posthepatitischen Lebercirrhose (Prof. E. UEHLINGER, Pathologisches Institut der Universität Zürich).

In Abb. 30 ist der Verlauf von Ascites- und Aldosteronausscheidung bei der spontanen Entwicklung des Transsudates, in Abb. 31 der Verlauf der Natriumbilanz, der Aldosteronausscheidung und des Körpergewichtes in den Tagen vor und nach einer Ascitespunktion dargestellt. Darnach geht die Progredienz der Ascitesbildung mit einer Erhöhung der Aldosteronausscheidung, das Erreichen eines Gleichgewichtszustandes mit einem Rückgang der Aldosteronurie auf die individuelle Norm einher.

Epikrise

Es handelt sich um eine 62jährige Patientin mit einer ascitesbildenden, posthepatitischen Lebercirrhose. Sowohl die spontane Transsudation in die Bauchhöhle (Abb. 30) als auch diejenige nach Ascitespunktion (Abb. 31) ist durch eine vermehrte Aldosteronurie, der hydropische Gleichgewichtszustand dagegen durch einen Rückgang der Aldosteronausscheidung auf die Ausgangswerte gekennzeichnet. Auch hier läßt sich die deutliche Verspätung der Aldosteronsekretion gegenüber der Progredienz der Ascitesbildung erkennen. Der Verlauf der Natriumbilanz und der täglichen Aldosteronausscheidung nach Ascitespunktion zeigt das aus den Untersuchungen von WOLFF u. Mitarb. (500, 502),

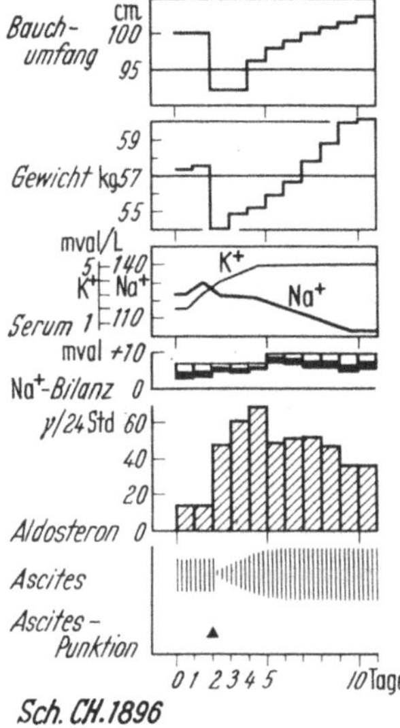

Abb. 30. Aldosteron und Ascites bei dekompensierter Lebercirrhose vor und nach Punktion

DYRENFURTH u. Mitarb. (105) bekannte Bild der vorübergehenden starken Natriumretention bei stark gesteigerter Aldosteronurie. Der Vergleich mit dem Körpergewicht bzw. den Bauchumfangmaßen als Ausdruck der Ascitesneubildung ergibt eine eindrückliche Bestätigung der beim renalen und kardialen Ödem gemachten Beobachtung einer engen Beziehung zwischen der Progredienz der Ödeme bzw. des Ascites und der Aldosteronausscheidung (Abb. 30). Der raschen Neubildung des Ascites unmittelbar nach der Punktion entsprechen in den ersten Tagen stark erhöhte Aldosteronwerte (Abb. 31). Mit der Verlangsamung und dem schließlichen Stillstand der Extravasation geht die Aldosteronausscheidung schrittweise auf die durch die enzymatische Leberinsuffizienz bedingte erhöhte Norm zurück.

Diskussion

Die Ascitespunktion bewirkt eine plötzliche Verminderung des intraabdominalen Druckes, so daß die Differenz gegenüber dem bei anhaltender portaler Hypertension unveränderten Capillardruck vergrößert wird. Daraus ergibt sich eine zu Beginn sehr starke, mit zunehmender Füllung der Peritonealhöhle und zunehmendem abdominalem Druck abnehmende Extravasation und Ascitesneubildung mit entsprechendem Verlauf der Aldosteronurie.

Der erhöhte intraabdominale Druck führt andererseits zu erhöhtem peripherem Venendruck, namentlich in den Venae femorales, zu einer Rückstauung und zur Ausbildung von Beinödemen. Aus der mit der Ascitespunktion verbundenen Abnahme des intraabdominalen Druckes resultiert eine Verminderung der peripheren Venendrucke und damit ein Rückstrom von Blut und Ödemflüssigkeit, ein Vorgang, der in gewissem Sinne einer Transfusion gleichkommt und eine aldosteronsenkende Wirkung ausübt. Für das Zustandekommen des von WOLFF u. Mitarb. (500) bei der Mehrzahl der Lebercirrhotiker im Laufe der ersten 1—2 Tage nach Ascitespunktion beobachteten initialen Abfalls des Aldosteronspiegels müßte ein Überwiegen dieser aldosteronsenkenden über die aldosteronstimulierenden Faktoren gefordert werden, was wir selbst bei unseren Fällen mit allerdings praktisch fehlenden peripheren Ödemen bisher nicht beobachten konnten.

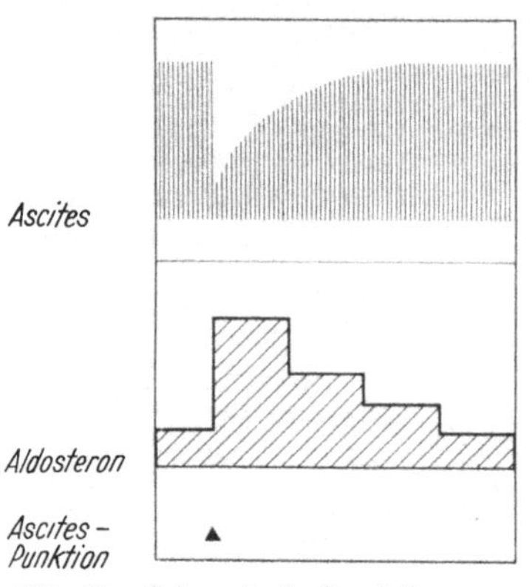

Abb. 31.   Schematische Darstellung von Ascitesneubildung und Aldosteronurie nach Ascitespunktion

Die von VESIN u. Mitarb. (469) beobachteten unterschiedlichen Aldosteronwerte bei einem ödematösen Lebercirrhotiker hängen von der Phase der Ödembildung ab.

Diese beim Menschen erhobenen Befunde und die daraus abgeleiteten Grundsätze stimmen mit den Ergebnissen aus den Tierversuchen von DAVIS und BALL (83) überein. Sie konnten zeigen, daß bei Hunden mit experimentell durch Einengung der thorakalen Vena cava inferior erzeugtem Ascites die Aldosteronausscheidung und proportional dazu auch die Natriumretention ansteigen. Verhindert man den weiteren Flüssigkeitsaustritt in den Bauchraum, indem man einen Druckverband um den Bauch anlegt und so den intraperitonealen Druck steigert, dann nimmt die Aldosteronausscheidung ab und die Natriumausscheidung steigt an. Die Beobachtung der Aldosteronurie bei der Lebercirrhose mit Ascites vor und nach der Punktion desselben zeigt, daß nicht allein die gestörte Aldosteroninaktivierung in der Leber Ursache des Hyperaldosteronismus ist. Vielmehr geht daraus hervor, daß vor allem Wasserverschiebungen zwischen den einzelnen Flüssigkeitsräumen des Orga-

nismus die entscheidende Rolle für diese Stimulierung der Aldosteronsekretion der Nebennierenrinde spielen. Es wird deshalb angenommen,
daß die erhöhte Aldosteronproduktion mit der konsekutiven Natrium-
und Wasserretention vor allem das nach HYDE u. Mitarb. (204) bei
hydropischen Leberkranken im allgemeinen normale Plasmavolumen
restituiert, das nach der Ascitespunktion durch Transsudation in die
entleerte Abdominalhöhle verkleinert wird. Diese Annahme wird dadurch bestätigt, daß die Aldosteronüberproduktion infolge dieser Hypovolämie durch eine Bluttransfusion, d. h. Wiederauffüllung des ver-
ringerten intravasculären Flüssigkeitsraumes unterdrückt werden kann.
In diesem Sinne liegen die Verhältnisse ähnlich wie beim nephrotischen
Syndrom.

Parallele Untersuchungen des Adiuretin-Plasmaspiegels durch BUCH-
BORN (46), WOLFF u. Mitarb. (500) mittels quantitativer Bestimmung
im Krötentest ergaben eine feste Korrelation zur Serumosmolarität, die
genau derjenigen beim Gesunden entsprach und die Gültigkeit des
Verneyschen Mechanismus der Osmoregulation auch bei den untersuchten hydropischen Lebererkrankungen bestätigte. Nur während
akuter Änderungen des Plasmavolumens, z. B. nach Ascitespunktion
bzw. während akuter Ascitesneubildung gilt die Korrelation zwischen
Adiuretin-Plasmaspiegel und effektiver Serumosmolarität nicht, indem
die Hypovolämie unabhängig von der Osmolarität zum Anstieg des
Adiuretintiters im Blut führt. Hypervolämie hat entgegengesetzte
Konsequenzen. Diese Ergebnisse widerlegen nach Ansicht der Autoren
die Anschauungen, wonach eine pathologisch gesteigerte Adiuretin-
aktivierung in der Leber für die ascitesbildende Wassersucht pathogenetisch bedeutsam sei.

Der sekundäre Hyperaldosteronismus bei der dekompensierten Lebercirrhose läßt sich demnach folgendermaßen charakterisieren: Der mit
Ascitesbildung und Ödemansammlung verbundene Austritt von Körperflüssigkeit in den pathologisch erweiterten Extracellulärraum bewirkt
eine vermehrte Ausschüttung von Aldosteron durch die Nebennierenrinde.

Maßgebend für die Höhe der Aldosteronausscheidung ist die Zu-
bzw. Abnahme des Ascites in der Zeiteinheit.

Der resultierende Hyperaldosteronismus kann durch die verminderte
enzymatische Inaktivierung des Aldosterons in der insuffizienten Leber
verstärkt werden.

Zusammenfassung

In ähnlicher Weise wie beim nephrotischen Syndrom ist auch der
sekundäre Hyperaldosteronismus bei der ascitesbildenden Lebercirrhose
zu erklären. Abgesehen von der durch veränderten Aldosteronabbau

in der geschädigten Leber bedingten erhöhten Aldosteronausscheidung, kommt es hier infolge besonderer hydrostatisch und gelegentlich auch onkotisch bedingter Flüssigkeitsverschiebungen mit intravasalem Flüssigkeitsverlust zu einer Erhöhung der Aldosteronurie (Abb. 30). Das Verhalten der Aldosteronausscheidung vor und nach Ascitespunktion läßt erkennen, welche Bedeutung der Flüssigkeitsverschiebung aus dem intravasalen in den extravasalen Raum für die Stimulation der Aldosteronproduktion zukommt (Tabelle 7).

Tabelle 7. *Zur Pathogenese des hepatischen Ödems*

Erhöhter hydrostatischer Druck (portale Hypertension)	Verminderter kolloid-osmotischer Druck (Hypoproteinämie)
↓	↓
Ödembildung	Ödembildung
↓	↓
Hypovolämie	Hypovolämie
↓	↓
Vermehrte Aldosteronproduktion	Vermehrte Aldosteronproduktion
↓	↓
Kompensatorische Natrium- und Wasserretention zum Ausgleich der intravasalen Flüssigkeitsverluste	Kompensatorische Natrium- und Wasserretention zum Ausgleich der intravasalen Flüssigkeitsverluste

d) Entzündliches Ödem

Das entzündliche Ödem ist die Folge einer in erster Linie auf einer erhöhten Capillarpermeabilität beruhenden verstärkten Transsudation von Blutflüssigkeit aus dem intra- in den extravasalen Raum. Ursächlich kommen dafür physikalische, chemische, infektiöse oder allergische Faktoren in Frage.

Wir hatten kürzlich Gelegenheit, einen Patienten mit einer cyclischen Verlaufsform der Dermatomyositis, gekennzeichnet durch das schubweise Auftreten ausgedehnter Schwellungen im Bereiche der Muskulatur und der Subcutis zu untersuchen. Die Diagnose des von JEANNERET (207) 1953 veröffentlichten Falles war auf Grund des charakteristischen Verlaufes und entsprechenden histologischen Befundes von Haut und Muskulatur gestellt worden (Abb. 32).

Fall B. A., 1917 (J.-Nr. 143/59).

Es handelt sich um einen 42jährigen Mann, bei dem sich die Dermatomyositis im 25. und 28. Lebensjahr durch kurzdauernde Schübe bemerkbar machte. Seit dem 30. Lebensjahr traten periodische Schübe auf, deren Abstand anfänglich 2—3 Monate, in letzter Zeit nur noch 4—5 Wochen betrug. Eine Beeinflussung dieser Periodizität durch äußere Faktoren ließ sich nicht eruieren. In den Intervallen zwischen rhythmischen Exacerbationen äußert sich die Krankheit bei relativer Beschwerdefreiheit durch minime umschriebene Schwellungen einiger Muskeln.

Sehr eindrücklich ist nicht nur die Periodizität, sondern die fast vollkommene Ähnlichkeit der durchgemachten Schübe. Zunächst treten in vermehrtem Maße umschriebene Schwellungen des subcutanen Gewebes und der Muskulatur an einigen bevorzugten Stellen wie Wangen, Vorderarmen, Daumenballen, Waden und Fußsohlen auf. Nach einigen Tagen stellen sich subfebrile Temperaturen, ein allgemeines Krankheitsgefühl und Kopfschmerzen ein, während die entzündliche Infiltration an Ausdehnung zunimmt und beinahe den gesamten Körper betrifft. Das Körpergewicht nimmt langsam zu, wobei die Gewichtszunahme bis zu 12 kg betragen kann. Die Diurese sinkt entsprechend ab, gleichzeitig besteht ein ausgesprochener Durst. Nach etwa 10 Tagen kehrt die Temperatur lytisch zur Norm zurück und die entzündliche Infiltration der Muskulatur und des sub-

cutanen Gewebes bildet sich in wenigen Tagen zurück. Es stellen sich weiter eine überschießende Diurese und profuse Schweißausbrüche ein, sodaß das Körpergewicht rasch wieder abnimmt.

Die während eines solchen Schubes durchgeführten Untersuchungen des Elektrolyt- und Wasserhaushaltes und der Aldosteronausscheidung sind in Abbildung 32 dargestellt. Darnach kommt es im Verlaufe der wahrscheinlich auf einer erhöhten (allergisch bedingten?) Capillarpermeabilität beruhenden Ödemansammlung mit entsprechendem Gewichtsanstieg (6 kg) zu einer massiven Vermehrung der Aldosteronausscheidung im Urin, die von Normalwerten ausgehend ein Maximum von 150 γ/die erreicht. Mit der Abnahme der Progredienz der Ödembildung geht auch die Aldosteronurie bereits wieder zurück und erreicht am Ende der Retentionsphase mit anschließend einsetzender Diurese erneut die Ausgangswerte. Die

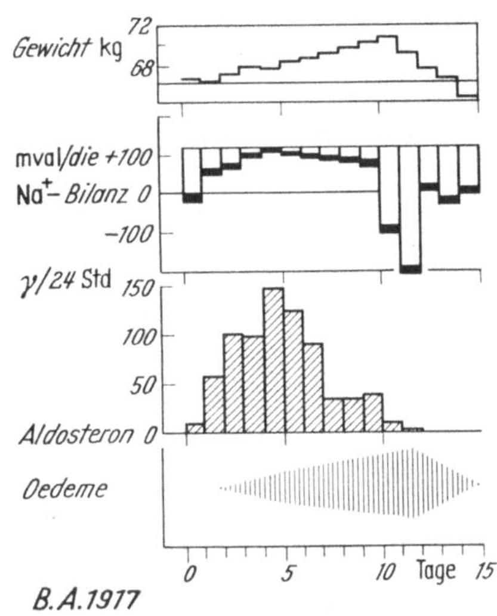

Abb. 32. Aldosteron und Ödeme bei cyclischer Dermatomyositis

Natriumbilanz zeigt ein gegensinniges Verhalten, indem stark erhöhten Aldosteronwerten stark erniedrigte Natriumwerte im Urin und umgekehrt entsprechen.

Epikrise

Es handelt sich um einen 42jährigen Mann mit der besonderen Verlaufsform einer cyclischen Dermatomyositis. Die Krankheit ist gekennzeichnet durch das Auftreten periodischer Schübe, die mit subfebrilen Temperaturen, Schwellungen des subcutanen Gewebes und der Muskulatur, Gewichtsanstieg, Abnahme der Diurese und starkem Durst einhergehen. Nach jeweils etwa 10 Tagen fällt die Temperatur lytisch zur Norm ab, und die Schwellung des subcutanen Gewebes und der Muskulatur bildet sich in wenigen Tagen zurück. Es stellen sich unter Abfall des Körpergewichtes eine überschießende Diurese und profuse Schweißausbrüche ein. Das Krankheitsbild ist während der Retentionsphase durch eine der Progredienz der Ödeme entsprechende Aldosteronurie gekennzeichnet. Mit dem Einsetzen der Diurese geht die Aldosteronausscheidung auf die Ausgangswerte zurück. Die Natriumausscheidung im Urin zeigt ein der Aldosteronausscheidung gegensinniges Verhalten (Abb. 32).

Zusammenfassung

Die Beobachtung der Veränderung der Aldosteronaktivität im Verlaufe eines auf einer entzündlich-allergisch bedingten erhöhten Capillarpermeabilität beruhenden Ödems bei einer cyclischen Dermatomyositis spricht ebenfalls für die Annahme eines durch Extravasation von Blutflüssigkeit infolge Hypovolämie in Gang gesetzten Regulationsmechanismus (Tabelle 8). Mit dem Abklingen des Schubes, der Herstellung normaler Verhältnisse im Bereiche der Capillaren und damit dem Sistieren weiterer intravasaler Flüssigkeitsverluste geht die regulativ bedingte vermehrte Aldosteronausscheidung auf die normalen Ausgangswerte zurück.

Tabelle 8. *Zur Pathogenese des entzündlichen Ödems*

Vermehrte Capillarpermeabilität

↓

Ödembildung

↓

Hypovolämie

↓

Vermehrte Aldosteronproduktion

↓

Kompensatorische Natrium- und Wasserretention zum Ausgleich
der intravasalen Flüssigkeitsverluste.

e) Ödeme anderer Genese

Die ebenfalls mit einem Hyperaldosteronismus einhergehenden sog. idiopathischen Ödeme und die Ödeme bei der Schwangerschaftstoxikose sollen in diesem Rahmen nicht besprochen werden, da sie in ihrer Komplexität noch verschiedene ungelöste Probleme aufweisen. Wir verweisen einerseits auf die Arbeiten von MACH u. Mitarb. (273, 278, 279, 282), LUETSCHER und LIEBERMAN (269), GOLDSMITH u. Mitarb. (167), ROSS u. Mitarb. (368), ROMANI u. Mitarb. (366), die sich mit der vermehrten Aldosteronausscheidung bei den idiopathischen Ödemen beschäftigen, sowie andererseits auf die Mitteilungen von CHART u. Mitarb. (63), GORDON u. Mitarb. (170), VENNING (447), VENNING u. Mitarb. (450, 455, 456), BARNES und QUILLIGAN (23), KOCZOREK u. Mitarb. (225), LAIDLAW u. Mitarb. (232) über die pathogenetischen Möglichkeiten erhöhter Aldosteronurie während der normalen und pathologischen Schwangerschaft.

4. Zusammenfassende Betrachtung über die Bedeutung des Aldosterons bei der Pathogenese des Ödems

Die bei den verschiedensten hydropischen Erkrankungen im Verlaufe der Ödembildung und Ödemausschwemmung hinsichtlich Aldosteronurie gemachten grundsätzlichen gleichartigen Beobachtungen lassen darauf schließen, daß trotz verschiedener Ödemgenese die durch die Extravasation von Blutflüssigkeit ins Interstitium ausgelösten Flüssigkeitsverschiebungen dieselben Regulationsmechanismen in Gang setzen. In diesem Sinne muß in der während der Ödembildung erhöhten Aldosteronproduktion und -ausscheidung mit entsprechender Natriumretention eine regulative Maßnahme zur Bereitstellung von osmotischem Material gesehen werden, das seinerseits für die Retention und Fixierung von Wasser und damit für die Konstanterhaltung eines adäquaten intravasculären Volumens erforderlich ist.

Während die Größen des Aldosteron- und Natriumgehaltes im Urin eine enge reziproke Beziehung zeigen, kann eine ähnliche Relation zwischen Aldosteronausscheidung und 24 Std-Harnmenge nicht gefunden werden. Es geht daraus hervor, daß die aldosteronbedingte Natriumretention allein nicht in der Lage ist, die Größe von Plasmavolumen und Urinausscheidung zu steuern, und daß dazu offenbar noch ein besonderer Faktor vorhanden sein muß, der diese Verhältnisse unmittelbar beeinflußt. Es handelt sich um das antidiuretische Hormon, das sich nach den Untersuchungen von BUCHBORN u. Mitarb. (44) in erster Linie der Osmolarität des Plasmas, bei plötzlichen Veränderungen der Plasmamenge aber auch dem neuen intravasalen Volumen anpaßt, indem es je nach den Erfordernissen die tubuläre Rückresorption von Wasser mehr oder weniger fördert.

Nach Beobachtungen von GAUNT u. Mitarb. (157) HERKEN (189, 190) sollen unter bestimmten Voraussetzungen Adiuretin und Aldosteron Antagonisten sein. Darnach wird vor allem nach Versuchen von HERKEN (189, 190) an gesunden Ratten verschiedener Altersstufen dem Adiuretin eine diuretische und eventuell auch natriuretische Wirkung zugesprochen und infolgedessen ein Mangel an Adiuretin als entscheidende Ursache für die Entstehung eines Ödems angesehen.

Die zur Zeit geltende Lehrmeinung über die Ödembildung nimmt auch nach GAUER (154) einen Synergismus zwischen Aldosteron- und Adiuretinwirkung an, wobei die Osmoregulation der Volumenregulation folgt. In der bedarfsgesteigerten Aldosteron- und Adiuretinaktivität ist somit ein bedeutsamer Homöostasemechanismus des Körpers zu erblicken, der der Aufrechterhaltung zweckmäßiger Volumenverhältnisse vor allem im Kreislauf dient (Abb. 33). Gleichzeitig mit dieser Natrium- und Wasserretention werden aber auch die notwendigen Ödembausteine bereitgestellt und damit die Voraussetzung zu weiterer Ödembildung geschaffen, solange die für die Genese des Ödems kausalen Faktoren nicht behoben sind.

Diese Betrachtungen lassen sich hinsichtlich des Aldosterons am besten beim *nephrotischen Ödem* verstehen. Infolge der hier bestehenden Proteinurie und Hypoproteinämie mit Verminderung des onkotischen Druckes kommt es zu einer Extravasation von Blutflüssigkeit ins Interstitium. Die dadurch hervorgerufene allgemeine Hypovolämie bewirkt das Auftreten eines sekundären, regulativ bedingten Hyperaldosteronismus zur möglichst raschen Behebung der abnormen intravasculären Volumenverhältnisse (Tabelle 4).

In ähnlicher Weise ist auch der sekundäre Hyperaldosteronismus bei der *ascitesbildenden Lebercirrhose* zu erklären. Abgesehen von der durch veränderten Aldosteronabbau in der geschädigten Leber bedingten erhöhten Aldosteronausscheidung, kommt es hier infolge besonderer, mit der portalen Hypertension in Zusammenhang stehender hydrostatischer Mechanismen zu intravasalem Flüssigkeitsverlust mit einer zusätzlichen Erhöhung der Aldosteronurie (Tabelle 7).

Analoge Beobachtungen hinsichtlich der Veränderung der Aldosteronaktivität bei einem *allergisch-entzündlich bedingten Ödem* infolge erhöhter Capillarpermabilität bei cyclischer Dermatomyositis sprechen ebenfalls für die Annahme eines hypovolämisch bedingten sekundären Hyperaldosteronismus durch die aus dem intravasalen in den extravasalen Raum erfolgende Flüssigkeitsverschiebung. Das Ende der Extravasation ist durch die Rückkehr zur normalen Aldosteronausscheidung gekennzeichnet (Tabelle 8).

Schwieriger sind dagegen die Verhältnisse bei der *dekompensierten Herzinsuffizienz* zu interpretieren, da hier der Hyperaldosteronismus mit einer Hypervolämie einhergeht. Diese Diskrepanz läßt sich zur Zeit unter Berücksichtigung der von BARTTER u. Mitarb. (31, 299) festgestellten Regulationsmöglichkeiten nur so erklären, daß das gesamte Plasmavolumen nicht repräsentativ ist für die am Orte der Regulation wirksame Flüssigkeitsmenge. Wenn auch diese Ansicht mit Hilfe der von uns verwendeten Methoden infolge technisch bedingter Grenzen bis jetzt nicht hat bewiesen werden können, so läßt doch die bei der Herzinsuffizienz veränderte Blutverteilung die Annahme einer im Gebiete der arteriellen Receptoren (Arteria carotis communis) vorhandenen Minderdurchblutung (Hypovolämie) durchaus möglich erscheinen (Tabelle 6).

Der sekundäre Hyperaldosteronismus ist damit bei allen hydropischen Erkrankungen, unabhängig von ihrer Genese, Ausdruck einer sinnvollen Volumenregulation mit dem Ziel, ein adäquates intravasales Volumen aufrechtzuerhalten.

F. Die Therapie hydropischer Krankheiten unter besonderer Berücksichtigung des Aldosterons bei der Pathogenese des Ödems

Aus der Erkenntnis der vorgängig dargestellten Ergebnisse lassen sich einige grundsätzliche Folgerungen für die Behandlung ödematöser Erkrankungen ableiten.

I. Kausale Therapie

Wenn immer möglich, ist eine kausale Beeinflussung der bei der Ödembildung pathogenetisch entscheidenden und sekundär einen Hyper-

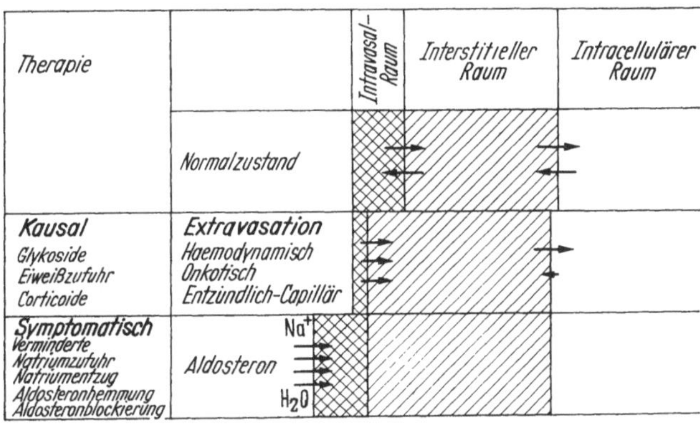

Abb. 33. Zur Pathogenese und Therapie des Ödems. (Unter Intravasalraum ist hier das an den Receptoren wirksame Flüssigkeitsvolumen zu verstehen.)

aldosteronismus bewirkenden Faktoren anzustreben. Dies ist beispielsweise bei den kardial bedingten Ödemen mit Hilfe von Glykosiden durch Besserung der Herzleistung, bei leberbedingten Ödemen durch Senkung des Pfortaderdrucks, bei renal und hepatisch bedingten Ödemen mittels Verabreichung von Eiweiß zur Verminderung der Hypoproteinämie und zur Erhöhung des kolloidosmotischen Druckes oder bei entzündlich bedingten Ödemen durch Zufuhr von Corticosteroiden (Glucocorticoide) zur Abdichtung der Gefäßwände bis zu einem gewissen Grade möglich (Abb. 33).

II. Symptomatische Therapie

Solange es nicht gelingt, die ödembildende Störung kausal zu beheben, sind wir darauf angewiesen, die Ödeme auf andere Weise zur Ausschwemmung zu bringen (Abb. 33). Wie wir mit BÄCHTOLD, HÖSLI, RHOMBERG, G. SIEGENTHALER und TRUNIGER (399, 400, 401) an anderer

Stelle ausgeführt haben, steht heute fest, daß die Wasserretention einzig der Natriumzufuhr parallel geht. Diese erstmals von WIDAL und LEMIERRE (487) sowie STRAUSS (432a) bei der Ödembildung nachgewiesene primäre Natriumretention ist nach WOLFF (499) von einer sekundären Chloridretention gefolgt. Die daraus resultierende Vermehrung des Natrium- und Chloridgehaltes und damit der osmotischen Konzentration der Extracellulärflüssigkeit aktiviert die Sekretion von Adiuretin, das am Tubulus eine tertiäre Wasserretention zur isotonischen Verdünnung des retinierten Natriums und Chlorids hervorruft. Dementsprechend ist für die Ausschwemmung von Ödemen allein die Verringerung des Natriumbestandes des Körpers maßgebend. Wir versuchen deshalb, den bei jedem hydropischen Zustand bestehenden Natriumüberschuß entweder durch Beschränkung der Natriumzufuhr oder durch Vermehrung der Natriumausscheidung zu vermindern (Abb. 33).

1. Drosselung der Natriumaufnahme

Dies geschieht einerseits durch Verabreichung einer ungesalzenen Kost und andererseits von Kationenaustauschern. Letztere tauschen im Darm Wasserstoff- oder Ammoniumionen gegen Natriumionen aus und bewirken so einen vermehrten Natriumentzug. Sie wurden 1946 in die Humanmedizin eingeführt, wo sie sich aber nicht durchzusetzen vermochten.

2. Steigerung der Natriumausscheidung

Demgegenüber erreichen wir eine vermehrte Natriurese und entsprechenden Flüssigkeitsverlust durch diuretisch wirksame Stoffe (398a, 398f). Die Diuretica basieren auf der Erkenntnis, daß die Natriumbilanz des Organismus weitgehend durch die Nieren reguliert wird. Mit ihrer Verabreichung wird versucht, die tubulären Rückresorptionsmechanismen für Natrium zu beeinflussen (Abb. 5).

a) Organische Quecksilberdiuretica

Die 1920 eingeführten und auch heute noch verwendeten organischen Quecksilberdiuretica gehören zu den am zuverlässigsten wirksamen diuretischen Substanzen. Sie bewirken durch Fermentblockierung (Sulfhydrilinhibierung) vor allem im proximalen Teil der Nierentubuli eine Verminderung der Rückresorption von Natrium- und Chloridionen. Ihre Anwendung erfolgt auf parenteralem oder peroralem Wege (Tabelle 9). Die durch die Quecksilberdiuretica hervorgerufene massive Diurese mit überwiegendem Verlust von Chloridionen führt oftmals zu einer unerwünschten akuten Dehydration und hypochlorämischen Alkalose mit diuretischem Wirkungsverlust.

b) Sulfonamiddiuretica

Die diuretische Wirkung bestimmter Sulfonamidderivate eröffnete
eine neue Ära in der Therapie mit Diuretica (Tabelle 10).

α) Carboanhydrasehemmstoffe

Sie führte 1950 zunächst zur Entdeckung von Acetacolamid durch
ROBLIN und CLAPP (364a). Es handelt sich um einen *Carboanhydrase-
hemmstoff*, der im distalen Tubulusabschnitt in den Austauschmechanismus der Natrium- gegen Wasserstoffionen eingreift. Die durch die
Hemmung der Carboanhydrase bewirkte mangelnde Bereitstellung von
Wasserstoffionen führt zu einer mäßig starken Natriumbicarbonat-
diurese. Die Folge davon ist die Entwicklung einer hyperchlorämischen

Tabelle 9. *Quecksilberdiuretica*

Parenterale
1. Esidron   (Ciba)
2. Novurit   (Chinoin)
3. Salyrgan   (Hoechst)
4. Katonil   (Kali-Chemie)
5. Rediralt   (Cassella-Farbwerke)
6. Mercuhydrin = Meralluride   (Lakeside)
7. Mercaptomerin = Thiomerin   (Wyeth)

Perorale
1. Chlormerodrin = Neohydrin   (Lakeside)
2. Chlormerodrin + Dihydroxypropyltheophyllin = Bucohydral   (Vifor)

Acidose mit Wirkungsverlust der Carboanhydrasehemmstoffe. Zudem
findet man unter dem Einfluß der letzteren wie auch der organischen
Quecksilberdiuretica eine Zunahme der Ausscheidung an Kaliumionen mit Tendenz zu Hypokaliämie.

Die Entwicklung einer hypochlorämischen Alkalose bei den organischen Quecksilberdiuretica und einer hyperchlorämischen Acidose bei
den Carboanhydrasehemmstoffen läßt ihre alternierende Verwendung
angezeigt erscheinen. Obschon es sich bei beiden Stoffgruppen um
wertvolle Pharmaca handelt, bestand das Bedürfnis nach einem vor
allem den Elektrolythaushalt weniger beeinflussenden Diureticum. Da
der pathologischen Natriumretention beim Ödem eine weitgehend parallele Chloridretention entspricht, ergibt sich als Anforderung für ein
optimales Diureticum eine Ausscheidung von Natrium, Chlorid und
Wasser in den dort vorhandenen Proportionen, also eine Salurese mit
Konstanterhaltung der Isoionie und Isohydrie des Organismus.

β) Saluretica

Bei dem von NOVELLO und SPRAGUE (337a) 1957 synthetisierten
Chlorothiazids handelt es sich um das erste derartige orale Diureticum

mit bevorzugter Natriumchloriddiurese aus der Sulfonamidreihe, um ein sog. *Salureticum*. Nachdem sich gezeigt hat, daß Chlorothiazid trotz seiner Tendenz zu hypochlorämischer Alkalose seine diuretische Wirkung beibehält, blieb als einziger Nachteil eine gesteigerte Kaliumausscheidung mit Neigung zu Hypokaliämie von praktischer Bedeutung. In der Folge sind weitere saluretisch wirksame Sulfonamidderivate, so

Tabelle 10. *Diuretica aus der Sulfonamidreihe*

A. *Carboanhydrasehemmstoffe*		
Acetazolamid	Diamox	(Lederle)
B. *Sulfanilamidderivate i.e.S.*		
Disamid	Haflutan	(Cassella Farbwerke)
C. *Thiazidderivate*		
a) *Chlorothiazide*		
1. Chlorothiazid	Chlotride Diuril Saluric	(Merck, Sharp und Dohme)
2. Hydrochlorothiazid	Esidrex Esidrix	(Ciba)
	Dichlotride Hydrodiuril Hydrosaluric	(Merck, Sharp und Dohme)
3. Benzthiazid	Fovane Urese	(Pfizer)
4. Trichlormethiazid	Su 7057	(Ciba)
	Naqua Fluitran)	(Schering)
	Esmarin	(Merck)
5. Cyclopenthiazid	Navidrex	(Ciba)
b) *Fluorothiazide*		
1. Flumethiazid	Ademol Ademil	(Squibb)
2. Hydroflumethiazid	Diademil Rontyl Rodiuran	(Squibb) (Leo) (Boehringer Sohn)
3. Benzhydroflumethiazid	Naturetin Neo-Rontyl	(Squibb) (Leo)
D. *Benzophenonsäurederivate*		
Chlorthalidon	Hygroton	(Geigy)

des Sulfanilamids im engeren Sinne (Disamid), des Chlorothiazids (Benzthiazid), bzw. des Hydrochlorothiazids (Trichlormethiazid, Cyclopenthiazid), ferner der Trifluormethylderivate des Chlorothazids (Flumethiazid) bzw. Hydrochlorothiazids (Hydroflumethiazid, Benzhydroflumethiazid) und der Benzophenonsäure (Chlorthalidon) entwickelt worden (Tabelle 10). Wenn innerhalb dieser Salureticagruppe zum Teil auch beträchtliche Unterschiede hinsichtlich wirksamer Dosis, Wirkungsdauer und anderem mehr bestehen, so ist die grundsätzliche Beeinflussung der Salurese und Kaliurese doch bei allen sehr ähnlich.

Die Situation erinnert bei diesen Saluretica an diejenige bei den Digitalispräparaten. Für den erfolgreichen therapeutischen Einsatz spielt nicht so sehr das verwendete Diureticum als vielmehr die Vertrautheit des Arztes mit dem Therapeuticum eine entscheidende Rolle. Durch die perorale Wirksamkeit, die den Quecksilberdiuretica ebenbürtige Wirkung, die Ausscheidung von Wasser und Elektrolyten in einer der extracellulären Flüssigkeit weitgehend entsprechenden Proportion, die trotz Neigung zu hypochlorämischer Alkalose fehlende Resistenzentwicklung und die geringe Toxizität haben diese Saluretica in der diuretischen Therapie eine dominierende Stellung erlangt.

Was die Beziehungen zwischen Aldosteronausscheidung und diuretischer Therapie anbetrifft, so haben wir anhand eigener Untersuchungen bei gesunden Kontrollpersonen und Patienten mit Ödemen kardialer Genese gemeinsam mit TRUNIGER (442) zeigen können, daß bei beiden Gruppen die Verabreichung von Diuretica in dem Moment zu einer allerdings nur vorübergehenden Steigerung der Aldosteronausscheidung führt, da die rasch mobilisierbaren Natrium- bzw. Körperflüssigkeitsreserven erschöpft sind. Die Tatsache, daß trotz anhaltender Einwirkung der Diuretica diese passagere Aldosteronurie rasch auf normale Werte zurückgeht spricht dafür, daß noch unbekannte Faktoren die Erhaltung normaler Elektrolyt- und Flüssigkeitsverhältnisse ermöglichen. Das Vorliegen einer erhöhten Aldosteronausscheidung kann somit weder für die primäre Resistenz gegenüber der diuretischen Therapie noch für den sekundären Wirkungsverlust von Diuretica verantwortlich gemacht werden.

c) Glucocorticoide

In diesem Zusammenhang soll auch auf die Verwendung der *Glucocorticoide*, so von Prednison, Prednisolon, Triamcinolon und Dexamethason bei kardialen, renalen, hepatischen und entzündlichen Ödemen hingewiesen werden, obschon über den Wirkungsmechanismus dieser Corticosteroide nichts Sicheres bekannt ist. Tatsache ist, daß sie nach den Untersuchungen von CAMARA und SCHEMM (54), HEIDORN und SCHEMM (184), HÜBENER (201), MICKERSON und SWALE (298), CATTAN und VESIN (56—60), VESIN (463, 466, 468), VESIN u. Mitarb. (470), GUTNER und MOSES (180), FABRE (117), MOULIN und STUCKI (313), MERTZ (291), MERTZ und LUTZ (297), MULLER u. Mitarb. (319), RIEMER (363) eine ödemmobilisierende Wirkung haben und nach den Angaben von WOLFF und KOCZOREK (501) bei dekompensierten Lebercirrhosen in einem Prozentsatz von 40—70%, bei Nephrosen von 30—50% und bei hämodynamischer Herzinsuffizienz in einem kleineren Prozentsatz wirksam sind. Zumal auch die Angaben über die therapeutischen Erfolge recht großen Schwankungen unterworfen sind, hat sich ihre Verwendung auf die Fälle zu beschränken, bei denen die Ausschwemmung der Ödeme mit den üblichen Methoden nicht gelingt. Dabei scheinen sie nach den Erfahrungen von MICKERSON und SWALE (298), MULLER u. Mitarb. (319), RADO u. Mitarb. (351) das erneute Ansprechen der vorher nicht mehr wirksamen Diuretica zu ermöglichen. Was den Wirkungsmechanismus anbetrifft, so vermuten HENSCHLER und REICH (188) eine gefäßabdichtende Wirkung, während die Mehrzahl der oben erwähnten Autoren glomeruläre und tubuläre Funktionsänderungen oder auch einen Aldosteronantagonismus in Erwägung ziehen. Eine direkte Wirkung auf das Aldosteron im Sinne einer Senkung der Aldosteronaktivität, wie sie MULLER u. Mitarb. (319), MULLER (316), WOLFF und KOCZOREK (501) annehmen, scheint im Hinblick auf den von uns beobachteten Fall einer therapierefraktären Herzinsuffizienz (Abb. 28) unwahrscheinlich, da hier bei Beginn der Corticosteroidtherapie infolge Stabilisierung der Ödembildung bereits kein Hyperaldosteronismus mehr nachweisbar war.

d) Natriumausscheidender Faktor

Was den *natriumausscheidenden Faktor* (Sodium excreting factor = SEF) anbetrifft, so stellten LEWIS und WILKINS (249) zur Erklärung des exzessiven Salzverlustes beim adrenogenitalen Syndrom vor 10 Jahren die Hypothese auf, daß durch die hyperplastischen Nebennieren ein natriumausscheidender Faktor im Überschuß produziert werde. Andere Autoren nahmen als Ursache des Salzverlustes eher eine Nebennierenrindeninsuffizienz mit ungenügender Produktion natriumretinierender Steroide wie beispielsweise Aldosteron an. PRADER u. Mitarb. (349) konnten zeigen, daß die Aldosteronausscheidung beim adrenogenitalen Syndrom mit manifestem Salzverlust nicht erniedrigt, sondern normal oder wenig erhöht, beim seltenen klinisch spontan geheilten Salzverlustsyndrom jedoch deutlich erhöht ist. Dieser Befund wurde als Stütze für das gleichzeitige Vorliegen eines natriumausscheidenden Faktors aufgefaßt. In der Folge systematisch nach einem solchen Wirkstoff oder solchen Wirkstoffen durchgeführte Untersuchungen brachten durch NEHER u. Mitarb. (328) die Isolierung, Konstitutionsaufklärung und Synthese eines neuen Steroids aus Nebennieren, das unter gewissen biologischen Bedingungen im Sinne einer Natriurese wirkt. Entsprechende klinische Studien haben bis jetzt jedoch nicht die erwartete Wirkung gezeigt.

e) Aldosteronantagonisten

Die Tatsache, daß der Ablauf der Aldosteronurie eng mit der Progredienz der Ödembildung und der Mobilisierbarkeit der vorhandenen Ödeme zusammenhängt, läßt die Bemühungen verständlich erscheinen, entweder die Synthese des Aldosterons zu hemmen oder die Wirkung des Aldosterons am Tubulus zu blockieren. Dadurch soll versucht werden, den sekundären Hyperaldosteronismus zu beeinflussen, der zusammen mit den primären Voraussetzungen der Ödembildung diese ermöglicht und unterhält (Abb. 33).

α) Hemmer der Aldosteronsynthese

Eine grundsätzliche Möglichkeit, Ödeme medikamentös zu beeinflussen, besteht in der Hemmung der fermentativen Aldosteronsynthese der Nebennierenrinde durch das 1950 von ALLEN und CORWIN (4) synthetisierte und von HERTZ u. Mitarb. (192), THORN u. Mitarb. (440), JENKINS u. Mitarb. (208), RENOLD u. Mitarb. (358), MACH und MULLER

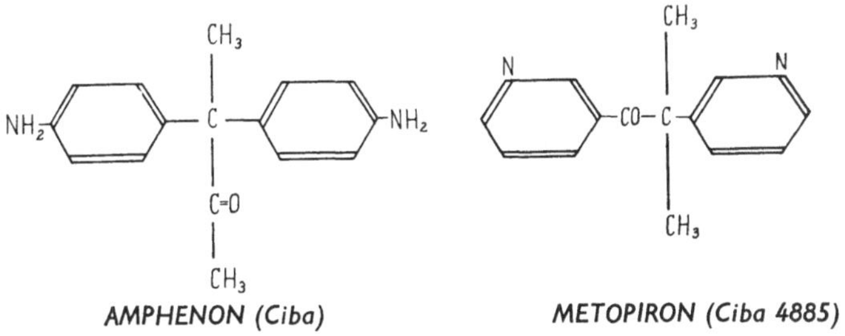

Abb. 34. Adrenostatische Substanzen

(281), SUMMERSKILL und CRABBÉ (435), McCULLAGH und TRETBAR (286), STORMONT u. Mitarb. (430) später klinisch untersuchte Amphenon B (1,2,-d-aminophenyl-2-methylpropanon-1-dihydrochlorid) oder ähnliche Substanzen (Abb. 34).

Durch die Hemmung der Aldosteronproduktion wird die Ursache der Ödembildung keineswegs behoben, jedoch dafür gesorgt, daß das für die Auffüllung der extravasculären Körperräume notwendige Aldosteron bzw. Natrium nicht zur Verfügung steht, wodurch die Extravasation zum Stillstand kommen muß. Es kann damit wohl die Neubildung von Ödemen weitgehend verhindert, die Ausschwemmung dagegen nicht regelmäßig bewirkt werden. Die erwähnten Substanzen führen jedoch nicht nur zu einer Senkung des natriumretinierenden Aldosterons, sondern auch zu einer Abnahme der übrigen Nebennierenrindensteroide. Der Effekt ist also nicht aldosteronspezifisch und mit einer Reihe unerwünschter toxischer Nebenwirkungen verbunden, so daß sich diese Wirkstoffe bis heute klinisch nicht verwenden lassen. Das neuere Adrenostaticum Metopiron (2-methyl-1,2-bis-(3-pyridin)-1-propanon) weist wohl eine gute Verträglichkeit auf, bewirkt im übrigen jedoch eine allgemeine selektive Hemmung der 11-Hydroxylierung bei der Synthese der Corticosteroide.

β) *Blocker der Aldosteronwirkung*

In neuester Zeit wurden Steroidverbindungen entwickelt, die eine antagonistische Wirkung zu den natriumretinierenden Steroiden der Nebennierenrinde aufweisen, während die Wirkung der anderen Nebennierensteroide nicht beeinflußt wird. Nach ihrer chemischen Struktur werden diese 1957 von CELLA (60a) und KAGAWA u. Mitarb. (215) inaugurierten Stoffe als *Spirolactone* bezeichnet (Abb. 35).

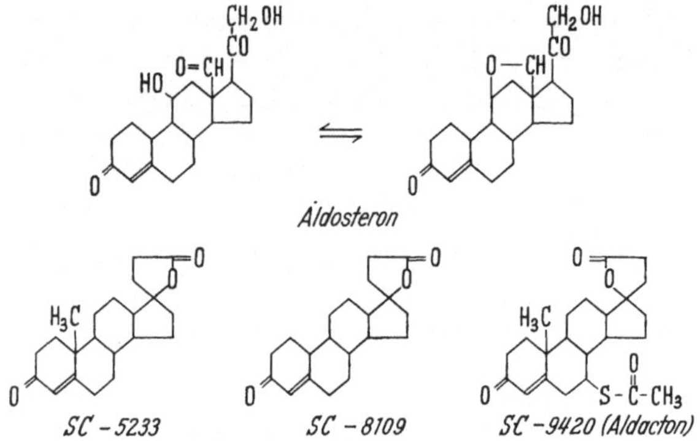

Abb. 35. Spirolactone

Sie blockieren auf Grund kompetitiver Hemmung nur die Wirkung des Aldosterons an dessen Erfolgsorgan, also am Tubulus, beeinflussen aber die normale Sekretion der Nebennierenrindensteroide nicht (Abb. 36). Die Spirolactonwirkung entspricht nach KAGAWA u. Mitarb. (215, 217), CHOBANIAN u. Mitarb. (65), CONN u. Mitarb. (71), GANTT und DYNIEWICZ (151), KERR u. Mitarb. (220), LARAGH (239), LIDDLE (250, 251), MORRISON und CHALMERS (312), ROSS und BETHUNE (367), SALASSA u. Mitarb. (375), STURTEVANT (434), SINGER (408), DAS GUPTA und GIROUD (81), SLATER u. Mitarb. (413) und eigenen Untersuchungen (398a, 398c, 398e, 398f) einem plötzlichen Abfall der Aldosteronaktivität mit vermehrter Ausscheidung von Natriumionen, nicht ganz proportionaler Ausscheidung von Chloridionen und einer osmotischen Diurese, wogegen Kalium-, Wasserstoff- und Ammoniumionen zurückgehalten werden. Daraus resultiert eine *Tendenz zu hyperchlorämischer Acidose und Hyperkaliämie.* Im Gegensatz zu den gebräuchlichen Diuretica blockieren die Spirolactone somit auch die kaliumverlierende Wirkung des Aldosterons, wodurch selbst bei längerdauernder Anwendung eine Hypokaliämie nicht zu befürchten ist.

Bei den Spirolactonen handelt es sich nach eigenen Erfahrungen (398f) um wirksame Diuretica. Sie können allein oder kombiniert mit anderen diuretischen Substanzen verabreicht werden. Die Tatsache.

daß die Spirolactone eine Tendenz zu Hyponatriämie, Hyperkaliämie und hyperchlorämischer Acidose aufweisen, läßt ihre *Kombination* vor allem mit Quecksilber- und Sulfonamiddiuretica angezeigt erscheinen, da dadurch der natriuretische Effekt verstärkt wird, wogegen die übrigen Elektrolytveränderungen sich gegensinnig beeinflussen. Diese Kombination hat zudem den Vorteil, daß durch die verschiedenen Angriffspunkte der beiden diuretischen Komponenten gleichzeitig eine Hemmung der tu

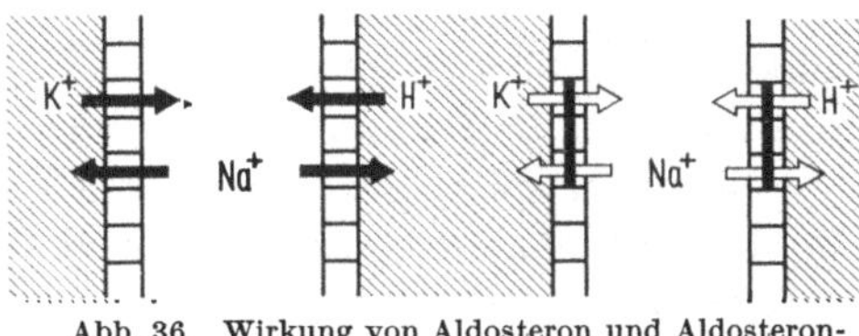

Abb. 36. Wirkung von Aldosteron und Aldosteronantagonisten am Tubulus

bulären Rückresorption im proximalen und distalen Abschnitt des Tubulusapparates erzielt wird. Durch diese weitgehende Blockierung der Rückresorptionsmechanismen für Natrium kann meistens eine Diurese erzwungen werden.

Das *Anwendungsgebiet* der Spirolactone und vor allem des zur Zeit wirksamsten oral aktiven Aldosteronantagonisten SC 9420 (SEARLE), der auch als Spironolacton oder Aldacton bezeichnet wird (Abb. 35), beschränkt sich vorläufig aus ökonomischen Gründen auf diejenigen ödematösen Patienten, die auf die übliche diuretische Therapie nicht ansprechen oder durch das Auftreten einer Hypokaliämie besonders gefährdet sind. Dazu gehören in erster Linie Kranke mit therapierefraktärer Herzinsuffizienz, bei denen trotz Behandlung mit Diuretica und

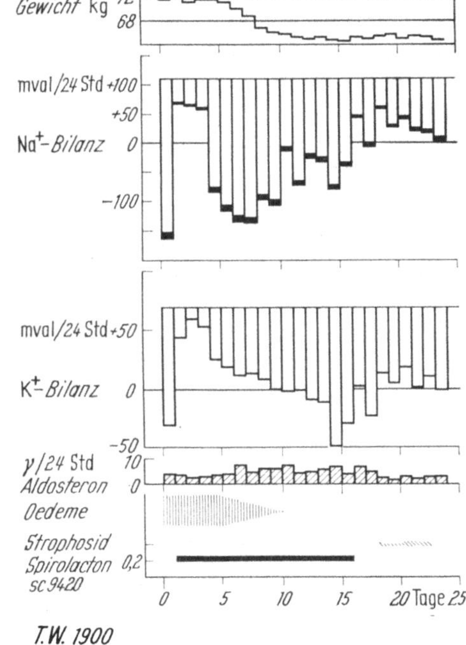

Abb. 37. Spirolactonbehandlung bei Myodegeneratio et insufficientia cordis

Glykosiden die Flüssigkeitszufuhr den Flüssigkeitsverlust überwiegt. Sie weisen entsprechend der Progredienz der Ödembildung einen Hyperaldosteronismus auf und sind somit für eine Spirolactonbehandlung besonders geeignet. Wenn auch der blockierende Effekt der Aldosteronantagonisten bei erhöhter Aldosteronausscheidung größer ist, so

muß doch darauf hingewiesen werden, daß die Spirolactone auch bei
normaler Aldosteronausscheidung, also im steady-state der Flüssigkeits-
bilanz, wirksam sind (Abb. 37). Wenn das nicht der Fall wäre, hätte
die Spirolactonbehandlung bei ödematösen Zuständen nur in einem
Teil der Fälle Aussicht auf Erfolg. Ihre Anwendung bei der ascitesbildenden Lebercirrhose ergibt sich vor allem aus der Neigung dieser
Krankheit zu Hypokaliämie mit allen ihren Folgen.

Die klinischen Erfahrungen haben in Analogie zu den Beobachtungen
bei den Saluretica aus der Sulfonamidreihe gezeigt, daß den Aldosteronantagonisten in den heute optimal erscheinenden Dosen von 400 bis
600 mg Aldacton täglich nicht nur eine diuretische, sondern auch eine
antihypertensive Wirkung eigen ist. Während die Blutdrucksenkung
von den einen mit einer gesteigerten Kochsalzausscheidung und besonders einer Verminderung des Natriumgehaltes der Arterienwand in
Zusammenhang gebracht wird, halten andere die Verminderung von
Plasma- und Herzminutenvolumen für den entscheidenden Faktor.
Tatsache ist, daß wir es sowohl bei den Saluretica als auch bei den
Aldosteronantagonisten mit antihypertensiven aber nicht hypotensiven
Stoffen zu tun haben, indem der normale Blutdruck nicht gesenkt
wird. Die blutdrucksenkende Wirkung kann bei essentiellen Hyper-
tonien schon bei ihrer alleinigen Verwendung zu einer weitgehenden
Normalisierung des Blutdrucks führen, während bei renal bedingten
Blutdrucksteigerungen im allgemeinen eine kombinierte Behandlung
erforderlich ist. Diese Kombination mit anderen Hypotensiva ist in-
sofern von Bedeutung, als sich damit die Dosen der Reserpin- und
Phthalazinderivate, der Ganglioplegica und der neueren blutdruck-
senkenden Stoffe stark reduzieren lassen, was wegen der bekannten
Nebenerscheinungen besonders erwünscht ist.

G. Schlußbetrachtungen

Nach einer Darstellung der klinischen Physiologie und Pathologie
des Wasser- und Salzhaushaltes wird ausführlich auf die *Bedeutung
von Adiuretin und Aldosteron bei der homöostatischen Regulation der
Körperflüssigkeiten* unter normalen und krankhaften Verhältnissen hingewiesen. Insbesondere wird über ausgedehnte eigene Untersuchungen hinsichtlich der Rolle des Aldosterons bei der Pathogenese ödematöser Krankheiten berichtet. Zu deren besserem Verständnis werden die heutigen Kenntnisse des Aldosteronstoffwechsels eingehend
besprochen.

1950 gelang der *Nachweis einer natriumretinierenden Substanz* (sodium
retaining factor) im Harn Ödemkranker, die sich in der Folge als 18-Aldo-
corticosteron (Aldosteron) erwies.

Das in der *Zona glomerulosa* der Nebennierenrinde gebildete Aldosteron ist das mineralwirksamste der zur Zeit bekannten genuinen Nebennierenrindensteroide. Es hemmt an den mineraleeliminierenden Grenzflächen des Organismus, besonders im tubulären System der Nieren, die Ausscheidung von Natriumionen und fördert diejenige der Kalium- und Wasserstoffionen.

Eine primär adrenocortical bedingte Erhöhung der Aldosteronsekretion führt somit zu einer positiven Natriumbilanz mit Vermehrung des Natriumgehaltes im extra- und intracellulären Raum, zu einer negativen Kaliumbilanz und alkalotischen Stoffwechsellage. Umgekehrt bewirkt eine Senkung der Aldosteronsekretion eine Erhöhung der Natriumausscheidung mit Abnahme des Natriumgehaltes in den Körperräumen, eine positive Kaliumbilanz und acidotische Stoffwechsellage.

Auf dem Wege über den Natriumstoffwechsel greift das Aldosteron indirekt auch in den *Wasserhaushalt* ein. Ein Anstieg des Natriumgehaltes und damit der Osmolarität in der Extracellulärflüssigkeit veranlaßt den Hypophysenhinterlappen zu vermehrter Abgabe des Adiuretins, so daß von dem oral aufgenommenen Wasser so viel in den Körperräumen zurückgehalten wird, bis das unter Aldosteronwirkung vermehrte Körpernatrium auf die osmotische Norm verdünnt ist. Diese Beobachtungen zeigen, daß der natriumbewahrende Aldosteronmechanismus und der wasserbewahrende Adiuretinmechanismus in enger gegenseitiger Abhängigkeit funktionieren.

Sekundäre, regulativ bedingte Veränderungen der Aldosteronsekretion lassen sich dagegen auch durch extraadrenocorticale Maßnahmen hervorrufen. So finden wir Anstiege der Aldosteronsekretion hauptsächlich bei Zuständen, die zu einer Natrium- und Wasserverarmung führen, Senkungen der Aldosteronsekretion dagegen bei reichlicher Natrium- und Wasserzufuhr. Der Organismus versucht somit, durch sekundären Hyperaldosteronismus den Natrium- und Wasserverlust einerseits, durch sekundären Hypoaldosteronismus die Natrium- und Wasserüberschwemmung andererseits zu verhindern.

Hinsichtlich der Steuerung des Aldosterons im Verlaufe von Änderungen des hydromineralen Gleichgewichtes des Organismus hat man sowohl an eine Regulation durch die Elektrolyte Natrium und Kalium als auch durch den Hydrationszustand der Körperräume gedacht. Wiederholte Versuche, die mineralspezifische oder volumenabhängige Steuerung der Aldosteronsekretion zu beweisen, sprechen zugunsten der letzteren Annahme. So scheint insbesondere die Veränderung des intravasculären Volumens bei der Ausschüttung des Aldosterons eine bedeutende Rolle zu spielen, indem, unabhängig von der Natriumkonzentration des Plasmas, die intravasale Volumenverminderung zu einem Anstieg, die Volumenzunahme dagegen zu einer Senkung der Aldosteronausscheidung führt. Bei der Regulation der Aldosteronsekretion ist es so, daß Volumenänderungen den auslösenden Reiz darstellen und in Konzentrationsänderungen übertragen werden, während umgekehrt osmotische Schwankungen durch Einwirkung auf die Sekretion des Adiuretins in Volumenschwankungen umgewandelt werden. Neueste Untersuchungen sprechen dafür, daß eine Hypovolämie bzw. Verminderung des Pulsdrucks im Gebiet der Arteria carotis communis von einer Erhöhung, eine Hypervolämie bzw. Expansion im Bereiche des rechten Vorhofs dagegen von einer Verminderung der Aldosteronsekretion gefolgt ist.

Im klinischen Sprachgebrauch hat sich für die Zustände mit verminderter Produktion von Aldosteron die Bezeichnung *Hypoaldosteronismus* (Aldosteronopenie), für diejenigen mit vermehrter Produktion von Aldosteron der Begriff *Hyperaldosteronismus* eingebürgert. Dabei unterscheiden wir in beiden Fällen primäre und sekundäre Formen, je nachdem die Veränderungen mit der Nebennierenrinde selbst zusammenhängen oder erst durch sekundäre Einflüsse hervorgerufen werden.

Im Rahmen dieser Ausführungen interessiert uns vor allem die *Bedeutung des Aldosterons bei der Pathogenese und Therapie des Ödems.* Überraschenderweise findet sich im Gegensatz zum verständlichen Hyperaldosteronismus bei wasser- und salzverlierenden Erkrankungen ein Hyperaldosteronismus auch bei ödematösen Affektionen. Eigene Untersuchungen haben gezeigt, daß diese Tatsache mit den bekannten Zusammenhängen nicht im Widerspruch steht. Vielmehr haben sich in bezug auf die Aldosteronurie bei hydropischen Krankheiten Gesetzmäßigkeiten ergeben, die für alle Zustände pathologischer extracellulärer Flüssigkeitsansammlung, unabhängig von ihrer Genese, allgemeine Gültigkeit zu besitzen scheinen. Sie lassen sich folgendermaßen formulieren:

Das Aldosteron kompensiert extrarenale, durch Verschiebung von Körperflüssigkeit in den pathologisch erweiterten Extracellulärraum bedingte Verluste an intravasculärem Volumen durch Verminderung der renalen Natriumausscheidung. *Es steht damit im Dienst der Erhaltung einer ausgeglichenen Natriumbilanz und normaler intravasaler Volumenverhältnisse.*

Durch die Bereitstellung des wichtigsten Ödembausteins, des Natriums, *ermöglicht das Aldosteron die Ausbreitung und Generalisierung pathologischer extracellulärer Flüssigkeitsansammlungen*, spielt aber als auslösender Faktor der Ödembildung keine Rolle. Dafür sind vielmehr hämodynamische, onkotische, capilläre und andere Faktoren verantwortlich zu machen.

Diese Beobachtungen lassen sich hinsichtlich des Aldosterons am besten beim *nephrotischen Ödem* verstehen. Infolge der hier bestehenden Proteinurie und Hypoproteinämie mit Verminderung des onkotischen Druckes kommt es zu einer Extravasation von Blutflüssigkeit ins Interstitium. Die dadurch hervorgerufene allgemeine Hypovolämie bewirkt das Auftreten eines sekundären, regulativ bedingten Hyperaldosteronismus zur möglichst raschen Behebung der abnormen intravasculären Volumenverhältnisse.

In ähnlicher Weise ist auch der sekundäre Hyperaldosteronismus bei der *ascitesbildenden Lebercirrhose* zu erklären. Abgesehen von der durch veränderten Aldosteronabbau in der geschädigten Leber bedingten erhöhten Aldosteronausscheidung, kommt es hier infolge besonderer, mit der portalen Hypertension in Zusammenhang stehender hydrostatischer Mechanismen zu intravasalem Flüssigkeitsverlust mit einer zusätzlichen Erhöhung der Aldosteronurie.

Analoge Beobachtungen hinsichtlich der Veränderung der Aldosteronaktivität bei einem *allergisch-entzündlich bedingten Ödem* infolge erhöhter Capillarpermeabilität bei cyclischer Dermatomyositis sprechen ebenfalls für die Annahme eines hypovolämisch bedingten sekundären Hyperaldosteronismus durch die aus dem intravasalen in den extravasalen Raum erfolgende Flüssigkeitsverschiebung.

Schwieriger sind dagegen die Verhältnisse bei der *dekompensierten Herzinsuffizienz* zu interpretieren, da hier der Hyperaldosteronismus mit einer Hypervolämie einhergeht. Diese Diskrepanz läßt sich unter Berücksichtigung der zur Zeit bekannten Regulationsmöglichkeiten nur so erklären, daß das gesamte Plasmavolumen nicht repräsentativ ist für die am Orte der Regulation wirksame Flüssigkeitsmenge. Wenn auch diese Ansicht mit Hilfe der von uns verwendeten Methoden infolge technisch bedingter Grenzen bis jetzt nicht hat bewiesen werden können, so läßt doch die bei der Herzinsuffizienz veränderte Blutverteilung die Annahme einer im Gebiet der arteriellen Receptoren vorhandenen Hypovolämie durchaus möglich erscheinen.

In der bedarfsgesteigerten Aldosteron- und Adiuretinaktivität ist somit ein bedeutender *Homöostasemechanismus des Körpers* zu erblicken, der der Aufrechterhaltung zweckmäßiger Volumenverhältnisse vor allem im Kreislauf dient. Gleichzeitig mit dieser Natrium- und Wasserretention werden auch die notwendigen Ödembausteine bereitgestellt und damit die Voraussetzungen zur weiteren Ödembildung geschaffen, solange die für die Genese des Ödems kausalen Faktoren nicht behoben sind.

Aus der Erkenntnis der dargestellten Ergebnisse lassen sich einige grundsätzliche Folgerungen für die *Behandlung ödematöser Erkrankungen* ableiten. Wenn es nicht gelingt, die ödembildende Störung kausal zu beheben, ist man darauf angewiesen, die Ödeme auf andere Weise zur Ausschwemmung zu bringen. Dies geschieht einerseits durch die Verminderung des Natriumbestandes des Organismus durch Drosselung der Natriumaufnahme oder Steigerung der Natriumausscheidung. Letztere basiert heute vor allem auf der Anwendung von Quecksilber-

und Sulfonamiddiuretica und neuerdings von Antagonisten des Aldosterons. Mit der Entwicklung dieser diuretisch wirkenden Aldosteronantagonisten (Spirolactone) zur Therapie des Ödems hat die Aldosteronforschung den Anschluß an die Bedürfnisse der Praxis hergestellt.

Literatur

1. ACHARD, C., J. LEVY et M. PACU: Le potassium du sang et des sérosités dans les cirrhoses éthyliques et chez les cardio-rénaux. C. R. Soc. Biol. (Paris) **107** 784 (1931).
2. ADDISON, T.: On the constitutional and local effects of diseases of the suprarenal capsules. London: D. Highley 1855.
3. ALLEN, A. C.: The clinicopathologic meaning of the nephrotic syndrome. Amer. J. Med. **18**, 277 (1955).
4. ALLEN, M., and A. CORWIN: The electrolyte reduction of p-amino-acetophenon. J. Amer. chem. Soc. **72**, 114 (1950).
5. ALSTED, G., and P. HALBERG: Potassium-losing nephritis. Primary aldosteronism. Acta med. Scand. **161**, 497 (1958).
5a. ALTSCHULE, M. D.: Latent edema following treatment for chronic congestive heart failure, zit. in Physiology in diseases of the heart and lungs. Cambridge, Mass.: Harvard University Press 1954.
6. ALTSCHULE, M. D.: The pathological physiology of chronic cardiac decompensation. Medicine **17**, 75 (1948).
7. ANDERSON, CH. H., M. McCALLY and G. L. FARRELL: The effects of atrial stretch on aldosterone secretion. Endocrinology **64**, 202 (1959).
7a. AUGUST, J. TH., D. H. NELSON and G. W. THORN: Aldosterone. New Engl. J. Med. **259**, 917, 967 (1958).
8. AXELRAD, B. J., E. J. CATES, B. B. JOHNSON and J. A. LUETSCHER: Aldosterone in urine of normal man and of patients with edema. Its increase recovery after hydrolysis with acid and with beta-glucuronidase. Brit. med. J. **1955 I**, 196.
9. AXELRAD, B. J., B. B. JOHNSON and J. LUETSCHER: Factors regulating the ouput of sodium-retaining corticoid of human urine. J. clin. Endocr. **14**, 783 (1954).
10. AYRES, P. J., J. BARLOW, O. GARROD, S. A. S. TAIT, J. F. TAIT and G. WALKER: Correlation of adrenal steroid concentrations and changes in electrolyte metabolism. Scand. J. clin. Lab. Invest. **10**, Suppl. 31, 29 (1957).
11. AYRES, P. J., J. BARLOW, O. GARROD, A. E. KELLIE, S. A. S. TAIT, J. F. TAIT and G. WALKER: The metabolism of (16-^{3}H) aldosterone in man, p. 73, in Aldosterone, an international Symposium. London: Churchill 1958.
12. AYRES, P. J., O. GARROD, S. A. SIMPSON and J. F. TAIT: A method for the determination of aldosterone, cortisol and corticosterone in biological extracts, particularly applied to human urine. Biochem. J. **65**, 639 (1957).
13. AYRES, P. J., O. GARROD, S. A. S. TAIT, J. F. TAIT, G. WALKER and W. H. PEARLMAN: The use of (16-^{3}H) aldosterone in studies on human peripheral blood. Ciba Found. Coll. Endocr. **11**, 309 (1957).
14. AYRES, P. J., R. P. GOULD, S. A. SIMPSON and J. F. TAIT: The in vitro demonstration of differential corticosteroid production within the ox adrenal gland Biochem. J. **63**, 19P (1956).
15. AYRES, P. J., W. H. PEARLMAN, J. F. TAIT and S. A. S. TAIT: The biosynthetic preparation of (16-^{3}H) aldosterone and (16-^{3}H) corticosterone. Biochem. J. **70**, 230 (1958).

16. BALL, W. C., and J. O. DAVIS: Failure of chronic adrenal venous congestion to produce sodium retention and increased aldosterone excretion in the dog. Amer. J. Physiol. **191**, 339 (1957).

17. BALL, W. C., J. O. DAVIS and M. J. GOODKIND: Aszites formation without sodium. Retention in dogs with thoracic inferior vena cava constriction and dogs with pulmonary artery constriction. Fed. Proc. **15**, 7 (1956).

17a. BARGER, A., R. D. BERLIN and J. F. TULENKO: Infusion of aldosterone, 9-α-fluorohydrocortisone and antidiuretic hormone into the renal artery of normal and adrenalectomized, unanestethized dogs: effect on electrolyte and water excretions. Endocrinology **62**, 804 (1958).

18. BARGER, A. C., M. R. LIEBOWITZ and F. P. MULDOWNEY: The role of the kidney in the homeostatic adjustments of congestive heart failure. J. chron. Dis. **9**, 571 (1959).

19. BARGMANN, W.: Das Zwischenhirn-Hypophysensystem. Berlin: Springer 1954.

20. BARGMANN, W.: Histologie und mikroskopische Anatomie des Menschen. 2. verb. Aufl. Stuttgart: Georg Thieme 1956.

21. BARGMANN, W.: Struktur und Funktion neurosekretorischer Synthese. Triangel (Sandoz) **3**, 207 (1958).

22. BARGMANN, W., R. ORTMANN u. TH. SCHIEBLER: Morphologische und experimentelle Untersuchungen über das hypothalamisch-hypophysäre System. Acta neuroveget. (Wien) **1**, 233 (1950).

23. BARNES, A., and E. QUILLIGAN: Measurements of aldosterone in eclamptogenic toxemias of pregnancy. Amer. J. Obstet. Gynec. **71**, 670 (1956).

24. BARTTER, F. C.: The role of aldosterone in normal homeostatis and in certain disease states. Metabolism **5**, 369 (1956).

25. BARTTER, F. C.: The role of aldosterone in the regulation of body fluid volume and composition. Scand. J. clin. Lab. Invest. **10**, Suppl. 31, 50 (1958).

26. BARTTER, F. C., and E. G. BIGLIERI: Primary aldosteronism: Clinical staff conference at the national institutes of health. Ann. intern. Med. **48**, 467 (1958).

27. BARTTER, F. C., E. G. BIGLIERI, P. PRONOVE and C. S. DELEA: Effects of changes in intravascular volume on aldosterone secretion in men, p. 100, in Aldosterone, an international Symposium. London: Churchill 1958.

28. BARTTER, F. C., G. W. LIDDLE, L. E. DUNCAN, J. K. BARBER und C. DELEA: The regulation of aldosterone secretion in man: the role of fluid volume. J. clin. Invest. **35**, 1306 (1956).

29. BARTTER, F. C., G. W. LIDDLE, L. E. DUNCAN and C. DELEA: The role of extracellular fluid volume in the control of aldosterone secretion in man. J. clin. Invest. **35**, 688 (1956).

30. BARTTER, F. C., I. H. MILLS, E. G. BIGLIERI and C. DELEA: Studies on the control and physiologic action of aldosterone. Recent Progr. Hormone Res. **15**, 311 (1959).

31. BARTTER, F. C., I. H. MILLS and D. S. GANN: Increase of aldosterone secretion by carotid artery constriction and its prevention by thyreocarotid arterial junction deneravtion. J. clin. Invest. **38**, 986 (1959).

31a. BARTTER, F. C., and D. S. GANN: On the hemodynamic regulation of the secretion of aldosterone. Circulation **21**, 1016 (1960).

32. BAULIEU, E. E.: Recherches sur la régulation de la sécrétion de l'aldostérone sur un nouveau minéralo-corticoide et les problèmes physio-pathologiques afférents. Bull. Soc. méd. Hôp. Paris **74**, 939 (1958).

33. BAULIEU, E. E., P. ROBEL, A. REINBERG, D. HIOCO et A. WESSELS: Anomalies du métabolisme du sodium et du patassium au cours d'un cas d'hyperaldostéronisme primaire par adénome corticosurrénalien. Bull. Soc. méd. Hôp. Paris **74**, 124 (1958).

34. BAULIEU, E. E., P. ROBEL, S. SIGUIER and M. JAYLE: Metabolic observations in a case of pure primary hyperaldosteronism. J. clin. Endocr. 19, 1081 (1959).
35. BAULIEU, E. E., J. SCHLUMBERGER et M. F. JAYLE: Variation de l'aldostérno-urie au cours d'un hyperaldostéronisme primaire par adénome cortico-sur-rénalien. Effet de la charge en sodium, de l'ACTH, de l'extrait post-hypophysaire et du 9-fluoro-Δ-cortisol. Bull. Soc. méd. Hôp. Paris 74, 130 (1958).
36. BECK, J. C., I. DYRENFURTH, C. GIROUD and E. H. VENNING: Observations on the regulatory mechanism of aldosterone secretion in man. Arch. intern. Med. 96, 463 (1955).
37. BERLINER, R. W., N. G. LEVINSKY, D. G. DAVIDSON and M. EDEN: Dilution and concentration of the urine and the action of antidiuretic hormone. Amer. J. Med. 24, 730 (1958).
38. BERNARD, CL.: Leçons sur les propriétés physiologiques et les altérations pathologiques des liquides de l'organisme. Paris: Baillère 1859.
39. BIRKENFELD, L. W., J. LEIBMAN, M. P. O'MEARA and I. S. EDELMAN: Total exchangeable sodium, total exchangeable potassium and total body water in edematous patients with cirrhosis of the liver and congestive heart failure. J. clin. Invest. 37, 687 (1958).
40. BLAND, J. J.: Disturbances of body fluids. Philadelphia and London: W. B. Saunders Company 1956.
41. BLOCH, K.: Die Herzinsuffizienz in der Praxis. Stuttgart: Georg Thieme 1958.
41a. BÖHM, P., K. W. FRITZ, J. M. BAYER, F. H. FRANKEN u. A. SCHAEDE: Ein Fall von primärem Aldosteronismus. Dtsch. med. Wschr. 85, 1161 (1960).
42. BRODIE, B. B., J. AXELROD, R. SOBERMAN and B. B. LEVY: The estimation of antipyrine in biological materials. J. biol. Chem. 179, 25 (1949).
43. BUCHBORN, E.: Ein quantitativer biologischer Adiuretin- (Vasopressin-) Nach-weis an der Kröte. Z. ges. exp. Med. 125, 614 (1955).
44. BUCHBORN, E.: Adiuretin und Serumosmolarität. Klin. Wschr. 34, 953 (1956).
45. BUCHBORN, E.: Effektiver osmotischer Plasmadruck und Adiuretinproduk-tion. Untersuchungen bei chronischer Niereninsuffizienz. Klin. Wschr. 35, 717 (1957).
46. BUCHBORN, E.: Antidiuretic hormone and serum osmolarity in liver cirrhosis. Lancet 1957 I, 1201
47. BUCHBORN, E.: Plasma level of antidiuretic hormone and serum osmolarity in normal human adults. Endocrinology 61, 375 (1957).
48. BUCHBORN, E.: Vasopressin und Oedementstehung. Dtsch. med. Wschr. 83, 375 (1958).
49. BUCHBORN, E., K. R. KOCZOREK u. H. P. WOLFF: Aldosteronausscheidung und tubuläre Nierenfunktion. Klin. Wschr. 35, 452 (1957).
50. BUCHBORN, E., K. R. KOCZOREK u. H. P. WOLFF: Aldosteron, Glomerulus-filtrat und Na-Retention. Klin. Wschr. 37, 71 (1959).
51. BUCHEM, F. S. P. VAN, H. DOORENBOS and H. S. ELINGS: Primary aldosteron-ism due to adrenocortical hyperplasia. Lancet 1956 II, 335.
52. BURGEMEISTER, G.: Ödempathogenese und Regelung der Flüssigkeitsvertei-lung. Z. ges. inn. Med. 13, 833 (1958).
53. CACHERA, R., et F. DARNIS: Les formes inapparentes de l'oedème dans l'hépa-tite infectieuse aigue bénigne. Sem. Hôp. Paris 27, 1843 (1951).
54. CAMARA, A. A., and F. R. SCHEMM: Corticotropin (ACTH) in heart disease, its paradoxical effect on sodium excretion in resistent congestive failure. Circulation 11, 702 (1955).
55. CARDOZO, R. H., J. S. EDELMAN and F. D. MOORE: Sodium thiosulfate dilution as a measure of the volume of fluid outside the cells. Proc. 37th Congr. Amer. College Surg., p. 606, 1951.

56. CATTAN, R., et P. VESIN: Premiers resultats cliniques et biologiques du traitment des cirrhoses ascitiques par métacortandracine. Bull. Soc. méd. Hôp. Paris 71, 1146 (1955).
57. CATTAN, R., et P. VESIN: Le traitement des cirrhoses ascitiques par la métacortandracine (Δ-cortisone). Bull. Soc. méd. Hôp. Paris 72, 317 (1956).
58. CATTAN, R., et P. VESIN: Bases cliniques et physio-pathologiques du traitement oedémateux par la déltacortisone (Métacortandracine). Sem. Hôp. Paris 32, 712 (1956).
59. CATTAN, R., et P. VESIN: Les oedèmes: problèmes biologiques et thérapeutiques. Sem. Hôp. Paris 33, 67 (1957).
60. CATTAN, R., et P. VESIN: Le traitement des cirrhoses ascitiques par la Δ-cortisone. Rev. Prat. (Paris) 7, 3671 (1957).
60a. CELLA, J. A., and C. M. KAGAWA: Steroidal lactons. J. Amer. chem Soc. 79, 4808 (1957).
61. CHART, J. J., E. S. GORDON, PH. HELMER and M. LESHER: Metabolism of salt-retaining hormone by surviving liver slices. J. clin. Invest. 35, 254 (1956).
62. CHART, J. J., and E. G. SHIPLEY: The mechanism of sodium retention in cirrhosis of the liver. J. clin. Invest. 32, 560 (1953).
63. CHART, J. J., E. S. SHIPLEY and E. S. GORDON: Evidence for a sodium retaining factor in toxemia of pregnancy. Proc. Soc. exp. Biol. (N.Y.) 78, 244 (1951).
64. CHENAULT, S. B., J. H. McNEIL, W. STARNES, M. GUATNEY and S. R. HILL: Studies on adrenal cortical suppression by amphenone in patients with secondary hyperaldosteronism. Proc. South. Soc. clin. Res., Jan. 1958.
65. CHOBANIAN, A. V., B. A. BURROWS and W. HOLLANDER: The relationship of blood pressure to changes in body fluid and electrolytes in steroid hypertension. Clin. Res. 6, 227 (1958).
66. CLARK, E. R., and E. L. CLARK: Further observations on living lymphatic vessels in transparent chamber in rabbits ear: their relation to tissue spaces. Amer. J. Nat. 52, 273 (1933).
67. CONN, J. W.: Primary aldosteronism, a new clinical syndrom. J. Lab. clin. Med. 45, 6 (1955).
68. CONN, J. W.: Aldosterone in clinical medicine. Past, present and future. Arch. intern. Med. 97, 135 (1956).
69. CONN, J. W., and H. L. LOUIS: Primary aldosteronism, a new clinical entity. Ann. intern. Med. 44, 1 (1956).
70. CONN, J. W., L. H. LOUIS, S. S. FAJANS and D. H. P. STREETEN: Intermittent aldosteronism in periodic paralysis. Defense of attacks on retention of sodium and failure to induce attacks by restriction of dietary sodium. Lancet 1957 I, 802.
71. CONN, J. W., L. H. LOUIS, S. S. FAJANS, D. H. P. STREETEN, R. D. JOHNSON, J. R. MOORHOUSE, M. G. CRANE, A. F. BERKER and E. RAMIREZ: Metabolic effects in normal men and in primary aldosteronism of a synthetic „aldosterone antagonist". J. Lab. clin. Med. 52, 805 (1958).
72. CORSA jr., L., J. M. OLNEY jr., R. W. STEENBURG, M. R. BALL and F. D. MOORE: The measurement of exchangeable potassium in man by isotope dilution. J. clin. Invest. 29, 1280 (1950).
73. CORT, J. H., u. W. FENCL: Physiologie der Körperflüssigkeiten. Jena: Gustav Fischer 1958.
74. COTTIER, P., A. F. MULLER u. A. SCHMID: Natriurese und Aldosteronausscheidung bei essentieller Hypertonie. Schweiz. med. Wschr. 89, 376 (1959).
75. CRABBÉ, J., W. J. REDDY, E. J. ROSS and G. W. THORN: Role of adrenal cortex in normal adaptation to dietary sodium deprivation. J. clin. Endocr. 18, 1147 (1958).

76. Crabbé, J., W. J. Reddy, E. J. Ross and G. W. Thorn: The stimulation of aldosterone secretion by adrenocorticotropic hormone. J. clin. Endocr. **19**, 1185 (1959).

77. Crabbé, J., E. J. Ross and G. W. Thorn: Significance of secretion of aldosterone during dietary sodium deprivation in normal subjects. J. clin. Endocr. **18**, 1159 (1958).

78. Crawford, T. B., and H. Pinkham: An assay method for antidiuretic hormone based on a more specific response index. Endocrinology **55**, 521 (1954).

79. Danowski, T. S., E. B. Fergue and F. M. Mateer: The low salt syndromes. Ann. intern. Med. **43**, 643 (1955).

80. D'Arcy, P. F., and E. M. Howard: Suppression of adrenocortical function in the rat by the prolongued administration of adrenal steroids. J. clin. Endocr. **17**, V (1958).

81. Das Gupta, D., and C. J. P. Giroud: Effect of an aldosterone antagonist on the fluid retention of aminonucleoside nephrosis. Endocrinology **65**, 500 (1959).

82. Davies, R. E., and H. L. Kornberg: Relations between total and exchangeable sodium in the body. Nature (Lond.) **170**, 979 (1952).

83. Davis, J. O., and W. C. Ball: Effects of a body cast on aldosterone and sodium excretion in dogs with experimental aszites. Amer. J. Physiol. **192**, 538 (1958).

84. Davis, J. O., R. C. Bahn, M. J. Goodkind and W. C. Ball: Aldosterone excretion in urine from hypophysectomized dogs with thoracic inferior vena cava constriction. Amer. J. Physiol. **191**, 329 (1957).

85. Davis, J. O., M. J. Goodkind, M. M. Pechet and W. C. Ball: Increased secretion of aldosterone in urine from dogs with right sided congestive heart failure and from dogs with thoracic inferior vena cava constriction. Amer. J. Physiol. **187**, 45 (1956).

86. Davis, J. O., D. S. Howell and J. L. Southworth: Mechanisms of fluid and electrolyte retention in experimental preparations in dogs. Effect of adrenalectomy and subsequent desoxycorticosterone acetate administration on aszites formation. Circulat. Res. **1**, 260 (1953).

87. Davis, J. O., M. M. Pechet, W. C. Ball and M. J. Goodkind: Increased aldosterone secretion in dogs with right sided congestive heart failure and in dogs with thoracic inferior vena cava constriction. J. clin. Invest. **36**, 689 (1957).

88. Day, T. D.: Mode of reaction of interstitial connective tissue with water. J. Physiol. (Lond.) **109**, 380 (1949).

89. Day, T. D.: Permeability of intestinal connective tissue and nature of interfibrillary substance. J. Physiol. (Lond.) **117**, 1 (1952).

90. Day, T. D.: Spread of fluids in connective tissue. J. Path. Bact. **60**, 150 (1958).

91. Deane, H. W., and A. C. Barger: Histiophysiology of the adrenal cortex in dogs with mild and severe cardiac damage. Endocrinology **61**, 758 (1957).

92. Deane, N., and H. W. Smith: The distribution of sodium and potassium in man. J. clin. Invest. **31**, 197 (1952).

93. Demanet, J. C., R. Collet, E. Engel et R. S. Mach: Etude des variations du sodium échangeable par le Na^{24} au cours du traitement des oedèmes. Comparaison avec la méthode des bilans. Schweiz. med. Wschr. **88**, 1185 (1958).

94. Demanet, J. C., E. Engel et R. S. Mach: Etude du sodium et du potassium échangeables par le Na^{24} et le K^{42} en clinique. Schweiz. med. Wschr. **88**, 1180 (1958).

95. Deming, Q. B., and J. A. Luetscher jr.: Biossay of desoxycorticosterone-like material in urine. Proc. Soc. exp. Biol. (N.Y.) **73**, 171 (1950).

96. DEMING, Q. B., and J. A. LUETSCHER jr.: Treatment of nephrosis with cortisone. J. clin. Invest. **29**, 1576 (1950).

97. DICKER, S. E., and M. GINSBURG: Some observations of the antidiuretic activity of rat serum. Brit. J. Pharmacol. **5**, 497 (1950).

98. DINGMAN, J. F.: Hypothalamus in the endocrine control of sodium and water metabolism in man. Amer. J. med. Sci. **235**, 79 (1958).

99. DINGMAN, J. F., J. T. FINKENSTAED, J. C. LAIDLAW, A. E. RENOLD, D. JENKINS, J. P. MERRILL and G. W. THORN: Influence of intravenously administered adrenal steroids on sodium and water excretion in normal and addisonian subjects. Metabolism **7**, 608 (1958).

100. DINGMAN, J. F., A. JESSIMAN, R. H. DESPOINTES, W. G. HAMMOND, D. D. MATSON, K. EMERSON and F. D. MOORE: Residual neurohypophyseal function in hypophysectomized man. New Engl. J. Med. **260**, 997 (1959).

101. DOORENBOS, H., and H. S. ELINGS: Primary aldosteronism due to adrenocortical hyperplasia. Lancet **271**, 335 (1956).

102. DORET, J. P.: L'hypersécrétion de l'aldostérone dans le syndrome et la maladie de Cushing. Sem. Hôp. Paris **32**, 2921 (1956).

103. DRISCOL, T. E., M. M. MAULTSBY, G. L. FARRELL and R. M. BERNE: Aldosterone secretion in experimental congestive heart failure. Amer. J. Physiol. **191**, 140 (1957).

104. DUNCAN, L. E., G. W. LIDDLE and F. C. BARTTER: Effect of changes in body sodium on extracellular fluid volume and aldosterone and sodium excretion by normal and edematous men. J. clin. Invest. **35**, 1299 (1956).

105. DYRENFURTH, I., C. H. STACEY, J. C. BECK and E. VENNING: Aldosterone excretion in patients with cirrhosis of the liver. Metabolism **6**, 544 (1957).

106. EDELMAN, J. S., A. H. JAMES and F. D. MOORE: Penetration of sodium and water into bone measured with radiosodium and D_2O. Fed. Proc. **11**, 40 (1952).

107. EDELMAN, J. S., A. H. JAMES, H. BADEN and F. D. MOORE: Electrolyte composition of bone and the penetration of radiosodium and deuterium oxide into dog and human bone. J. clin. Invest. **33**, 122 (1954).

108. EDELMAN, J. S., and J. LEIBMAN, J.: Anatomy of body water and electrolytes. Amer. J. Med. **27**, 256 (1959).

109. EICHNA, L. W., S. J. FARBER, A. R. BERGER, D. P. EARLE, B. RADER, E. PELLEGRINO, R. E. ALBERT, J. D. ALEXANDER, H. TAUBE and S. YOUNGWIRTH: The interrelationship of the cardiovascular, renal and electrolyte effects of intravenous digoxin in congestive heart failure. J. clin. Invest. **30**, 1250 (1951).

110. EICHNA, L. W., S. I. FARBER, A. R. BERGER, D. P. EARLE, B. RADER, E. PELLIGRINO, R. E. ALBERT, J. D. ALEXANDER, H. TAUBE and S. YOUNGWIRTH: Cardiovascular dynamics, blood volumes, renal functions and electrolyte excretion in the same patients during congestive heart failure and after recovery of cardiac compensation. Circulation **7**, 675 (1953).

111. EISENBERG, S., and M. S. McCALL: The effect of congestive heart failure on blood volume as determinated by radiochromium-tagged red cells. Circulation **10**, 902 (1954).

112. EISENSTEIN, A. B., and P. M. HARTROFT: Alterations in the rat adrenal cortex induced by sodium deficiency: steroid hormone secretion. Endocrinology **60**, 634 (1957).

113. ELKINTON, J. R., and T. S. DANOWSKI: The body fluids: basis physiology and practical therapeutics. Baltimore: Williams & Wilkins Company 1955.

114. ENGEL, E., A. DUCKERT et R. S. MACH: Action de l'aldostérone synthétique sur le métabolisme de l'eau et des électrolytes chez un addisonnien. Schweiz. med. Wschr. 88, 184 (1958).
115. EPSTEIN, F. H.: Renal excretion of sodium and the concept of a volume receptor. Yale J. Biol. Med. 29, 282 (1956).
116. EPSTEIN, F. H., A. N. GOODYER, F. D. LAWRASON and A. S. RELLMAN: Studies of the antidiuresis of quiet standing: the importance of changes in plasma volume and glomerular filtration rate. J. clin. Invest. 30, 63 (1951).
117. FABRE, J.: Le traitement des oedèmes. Helv. med. Acta 23, 381 (1956).
118. FABRE, J.: Les troubles du métabolisme électrolytique dans l'insuffisance cardiaque. Cardiologia (Basel) 31, 219 (1957).
119. FABRE, J., A. F. MULLER, A. GAUTIER et CL. PERRIER: Le rôle de l'aldostérone dans le syndrome néphrotique et l'emploi des corticostéroides dans le traitement de cette affection. Brux.-med. 38, 1457 (1958).
120. FALBRIARD, A., G. P. MULLER, R. NEHER et R. S. MACH: Etude des variations de l'aldostéronurie sous l'effet de surcharge en potassium et de déperditions rénales et extrarénales de sel et d'eau. Schweiz. med. Wschr. 85, 1218 (1955).
121. FANCONI, G., u. A. WALLGREN: Lehrbuch der Pädiatrie, 5. Aufl. Basel: Benno Schwabe & Co. 1958.
122. FARRELL, G. L.: Regulation of aldosterone secretion. Physiol. Rev. 38, 709 (1958).
123. FARRELL, G. L.: Glomerulotropic activity of an acetone extract of pineal tissue. Endocrinology 65, 239 (1959).
123a. FARRELL, G.: Adrenoglomerulotropin. Circulation 21, 1009 (1960).
124. FARRELL, G. L., R. B. FLEMING, E. W. RAUSCHKOLB, F. M. YATSU, M. MC CALLY and CH. H. ANDERSON: Steroidogenic properties of purified corticotropins. Endocrinology 62, 606 (1956).
125. FARRELL, G. L., E. W. RAUSCHKOLB and P. C. ROYCE: Secretion of aldosterone by the adrenal of the dog. Effects of hypophysectomy and ACTH. Amer. J. Physiol. 182, 269 (1955).
126. FARRELL, G. L., R. S. ROSNAGLE and E. W. RAUSCHKOLB: Increased aldosterone secretion in response to blood loss. Circulat. Res. 4, 606 (1956).
127. FEJFAR, Z.: Hemodynamic changes in heart failure. Acta cardiol. (Brux.) 13, 227 (1958).
128. FINE, D., L. E. MEISELAS and T. AUERBACH: The effect of acute hypovolemia on the release of aldosterone and on the renal excretion of sodium. J. clin. Invest. 37, 323 (1958).
128a. FISHER, D., W. R. INGRAM and S. W. RANSON: Diabetes insipidus. Ann. Arbor: Edwards 1938.
129. FLECKENSTEIN, A.: Der Kalium-Natriumaustausch als Energieprinzip in Muskel und Nerv. Zugleich ein Grundriß der allgemeinen Elektropharmakologie. Berlin: Springer 1955.
130. FÖLDI, M., J. RUSZNYAK and G. SZABO: The role of lymph circulation in the pathogenesis of edema. Acta med. hung. 3, 259 (1952).
131. FÖLDI, M., J. RUSZNYAK u. G. SZABO: Über die flüssigkeitsspeichernde und -resorbierende Funktion des Lymphsystems. Acta med. hung. 4, 355 (1953).
132. FORBES, G. B., and M. D'Ambruso: Determination of sodium in bone with the aid of cation exchange chromatography. J. biol. Chem. 212, 655 (1955).
133. FORBES, G. B., and A. M. LEWIS: Total sodium, potassium and chloride in adult man. J. clin. Invest. 35, 596 (1956).
134. FORBES, G. B., and A. PERLEY: Estimation of total body sodium by isotope dilution. I. Studies on young adults. J. clin. Invest. 558, 30 (1951).

135. FOURMAN, P., and P. M. LEESON: Thirst and polyuria. Lancet **1959** I, 269.
136. FRANK, E.: Zit. nach A. LABHART, Klinik der inneren Sekretion, S. 79. Berlin: Springer 1957.
137. FRANK, J. P.: Zit. nach A. LABHART: Klinik der inneren Sekretion, S. 79. Berlin: Springer 1957.
137a. FRANK, O.: Zur Dynamik des Herzmuskels. Z. Biol. **32**, 370 (1895).
138. FRIEDBERG, CH. K.: Electrolyte and fluid disturbances in congestive heart failure. New Engl. J. Med. **245**, 852 (1951).
139. FRIEDBERG, CH. K.: Fluid and electrolyte disturbances in heart failure and their treatment. Circulation **16**, 437 (1957).
140. FRIEDBERG, CH. K.: Erkrankungen des Herzens. Deutsche Übersetzung von EKKEHARD GILL. Stuttgart: Georg Thieme 1959.
141. FRIIS-HANSEN, B., M. HOLIDAY, T. STAPLETON and W. M. WALLACE: Total body water in children. Pediatrics **7**, 321 (1951).
142. FUNKHOUSER, R. K.: Mixing of Cr^{51}-labeled red cells in patients with congestive heart failure and controls. Circulat. Res. **5**, 579 (1957).
143. FUNKHOUSER, R. K., W. H. PRITCHARD and A. S. LITTELL: Change in relationship of blood volume to weight in congestive heart failure. Circulation **16**, 548 (1957).
144. FUTCHER, P. H., and H. A. SCHROEDER: Studies on congestive heart failure. II. Impaired renal excretion of sodium chloride. Amer. J. med. Sci. **204**, 52 (1942).
145. GAHLEN, W., u. H. RÖTTGER: Über die Relation zwischen Körpergewicht und extrazellulärer Flüssigkeit, ein Beitrag zur Frage der „Normalwerte" der Flüssigkeitsräume des Körpers. Klin. Wschr. **36**, 951 (1958).
146. GALAN, E., M. PEREZ-STABLE, O. GARCIA FAEZ, E. UNUANE, O. GARCIA, J. M. LABOURDETTE and G. ALFONSO: Corticosteroids and antidiuretic substance in nephrotic children. Pediatrics **12**, 233 (1953).
147. GAMBLE, J. L.: Companionship of water and electrolytes in the organisation of body fluids. Stanford: Lane Medical Lectures Stanford Univ. Press. 1951.
148. GAMBLE, J. L.: Chemical anatomy, physiology and pathology of extracellular fluid. Cambridge, Mass: Harvard Univ. Press 1954.
149. GAMBLE, J. L., W. M. WALLACE, L. ELIEL, M. A. HOLLIDAY, M. CUSHMAN, A. APPLETON, A. SHENBERG and J. PIOTTI: Effects of large loads of electrolytes. Pediatrics **7**, 305 (1951).
150. GANONG, W. F., A. H. LIEBERMAN, W. J. R. DAILY, V. S. YUEN, P. J. MULROW, J. A. LUETSCHER and R. E. BAILEY: Aldosterone secretion in dogs with hypothalamic lesions. Endocrinology **65**, 18 (1959).
151. GANTT, C. C., and J. M. DYNIEWICZ: Some effects of 17-spirolactosteroids on the edema of cirrhosis, with observations on new spirolactone derivative. Clin. Res. **7**, 294 (1959).
152. GAUDINO, M., J. L. SCHWARTZ and M. F. LEVITT: Inulin volume distribution as a measure of extracellular fluid in dog and men. Proc. Soc. exp. Biol. (N.Y.) **68**, 507 (1948).
153. GAUER, O. H.: Die Wirkungen von Aderlaß und Transfusion auf die wichtigsten Kreislaufabschnitte. Ergebn. Bluttransf.-Forsch. **3**, 61 (1957).
154. GAUER, O. H.: Physiologische Grundlagen des Oedems, in Das Oedem, Pathogenese und Therapie. Vereinigung der Bad Nauheimer Ärzte. Darmstadt: Dr. Dietrich Steinkopff 1959.
155. GAUER, O. H., u. J. P. HENRY: Beitrag zur Homöostase des extraarteriellen Kreislaufs. Volumenregulation als unabhängiger physiologischer Parameter. Klin. Wschr. **34**, 356 (1956).

156. GAUER, O., and H .O. SIEKER: Continuous recording in central venous pressure after moderate hemorrhage and transfusion in man. Circulat. Res. **4**, 74 (1956).

157. GAUNT, R., J. H. BIRNIE and W. J. EVERSOLE: Adrenal cortex and water metabolism. Physiol. Rev. **29**, 281 (1949).

158. GAUNT, R., J. H. BIRNIE and J. EVERSOLE: Hormones and body water. Springfield, Ill.: Ch. E. Thomas 1951.

159. GAUNT, R., A. A. RENZI and J. J. CHART: Aldosterone — a review. J. clin. Endocr. **15**, 621 (1955).

160. GENEST, J.: Symposium on the clinical significance of aldosterone. III. Clinical states associated with abnormal aldosterone excretion. Canad. med. Ass. J. **77**, 780 (1957).

161. GENEST, J., G. LEMIEUX, A. DAVIGNON, E. KOIW, W. NOWACZYNSKI and P. STEYERMARK: Human arterial hypertension: a state of mild chronic hyperaldosteronism? Science **123**, 503 (1956).

162. GIBSON, J. G., and W. A. EVANS jr.: Clinical studies of the blood volume. II. The relation of plasma and total blood volume to venous pressure, blood velocity rate, physical measurements, age and sex in ninety normal humans. J. clin. Invest. **16**, 317 (1937).

163. GIROUD, C. J. P., and D. DAS GUPTA: Experimental aminonucleoside nephrosis. Proc. Soc. exp. Biol. (N.Y.) **98**, 334 (1958).

164. GIROUD, C. J. P., and M. F. McCALL: Aldosterone in experimental and clinical medicine. Pediat. Clin. N. Amer. 397 (1958).

165. GIROUD, C. J. P., J. STACHENKO and E. H. VENNING: Secretion of aldosterone by the zone glomerulosa of rat adrenal glands incubated in vitro. Proc. Soc. exp. Biol. (N.Y.) **92**, 154 (1956).

166. GIROUD, C. J. P., J. STACHENKO and P. PILETTA: In vitro studies of the functional zonation of the adrenal cortex and the production of aldosterone, p. 56, in Aldosterone, an international Symposium, London: Churchill 1958.

167. GOLDSMITH, R. S., F. C. BARTTER, P. J. ROSCH, W. H. MERONEY and E. G. HERNDIN: Primary aldosteronism associated with significant edema. J. clin. Endocr. **18**, 323 (1958).

168. GOODYER, A. V. N., and C. A. JAEGER: Renal response to non-shocking hemorrhage. Role of the autonomic nervous system and of the renal circulation. Amer. J. Physiol. **180**, 69 (1955).

169. GORDON, E. S.: Inactivation of salt-retaining hormone by liver. J. Lab. clin. Med. **44**, 803 (1954).

170. GORDON, E. S., J. J. CHART, B. HAGEDORN and E. G. SHIPLEY: Mechanism of sodium retention in preeclamptic toxemia. Obstet. and Gynec. **4**, 39 (1954).

171. GROSS, F.: Nebennierenrinde und Wasser-Salzstoffwechsel unter besonderer Berücksichtigung von Aldosteron. Klin. Wschr. **34**, 929 (1956).

172. GROSS, F.: Der heutige Stand der Forschung über die Nebennierenrindenhormone. Ärztl. Fortbild. **7**, 153 (1957).

173. GROSS, F.: Renin und Hypertensin, physiologische und pathologische Wirkstoffe? Klin. Wschr. **36**, 693 (1958).

174. GROSS, F.: Die Steuerung der Aldosteronsekretion. Schweiz. med. Wschr. **89**, 1 (1959).

175. GROSS, F., and H. GYSEL: The action of electrocortin in the adrenalectomized dog. Acta endocr. (Kbh.) **15**, 199 (1954).

176. GROSS, F., P. LOUSTALOT and R. MEIER: Production of experimental hypertension by aldosterone. Acta endocr. (Kbh.) **26**, 417 (1957).

177. GROSS, F., and H. SCHMIDT: Aldosterone overdosage in the rabbit. Acta endocr. (Kbh.) **28**, 467 (1958).

178. GUIDERI, R., T. DI PERRI, G. RAVENNI, V. BIANCHI e C. MONCIATTI: Variazioni nictemarali dell'aldosteronuria e dell' acqua e del sodio nei soggetti normali. Boll. Soc. ital. Biol. sper. **34**, 757 (1958).
179. GUNTON, R. W., and W. PAUL: Blood volume in congestive heart failure. J. clin. Invest. **34**, 879 (1955).
180. GUTNER, L. B., J. B. MOSES, S. DUNN and H. S. KUPPERMANN: The use of prednisone in congestive heart failure. Amer. J. med. Sci. **234**, 281 (1957).
181. HAMWI, G. J., and ST. URBACH: Body compartments. Their measurement and application to clinical medicine. Metabolism **2**, 391 (1953).
182. HARRISON, R.: Failure of the circulation, 2nd edit. Baltimore: Williams & Wilkins Company 1939.
182a. HEGGLIN, R.: Differentialdiagnose innerer Krankheiten, 7. Aufl. Stuttgart: Georg Thieme 1960.
183. HEGGLIN, R., W. SIEGENTHALER u. B. TRUNIGER: Aldosteron und Oedeme. Cardiologia (Basel) **35**, 187 (1959).
184. HEIDORN, G. H., and F. R. SCHEMM: Clinical use of corticotropin (ACTH) and adrenal corticosteroids in therapy of intractable edema. Amer. J. med. Sci. **229**, 621 (1955).
185. HENRY, J. P., O. H. GAUER and H. O. SIEKER: The effect of moderate changes in blood volume on left and right atrial pressures. Circulat. Res. **4**, 91 (1956).
186. HENRY, J. P., O. H. GAUER and J. L. REEVES: Evidence of the atrial location of receptors influencing urine flow. Circulat. Res. **4**, 85 (1956).
187. HENRY, J. P., and J. W. PEARCE: The possible role of cardiac atrial stretch receptors in the induction of changes in urine flow. J. Physiol. (Lond.) **131**, 572 (1956).
188. HENSCHLER, D., u. E. REICH: Zum Mechanismus der ödemhemmenden Wirkung von Prednisolon bei toxischen Lungenödemen. Klin. Wschr. **37**, 716 (1959).
189. HERKEN, H.: Die Rolle des Vasopressins in der Pathogenese des Oedems. Dtsch. med. Wschr. **82**, 2177 (1957).
190. HERKEN, H.: Neue Untersuchungen über die hormonalen Ursachen des Oedems. Wien. klin. Wschr. **70**, 518 (1958).
191. HERNANDO, L., J. CRABBÉ, E. J. ROSS, W. J. REDDY, A. E. RENOLD, D. NELSON and G. W. THORN: Clinical experience with a physicochemical method for estimation of aldosterone in urine. Metabolism **6**, 518 (1957).
192. HERTZ, R., W. W. TULLNER, J. A. SCHRICKER, F. G. DHYSE and L. F. HALLMANN: Studies on amphenone and related compounds. Recent Progr. Hormone Res. **11**, 119 (1955).
193. HEVESY, G., and E. HOFER: Elimination of water from the human body. Nature (Lond.) **134**, 879 (1934).
194. HILD, W., u. G. ZETLER: Neurosekretion und Hormonvorkommen im Zwischenhirn des Menschen. Klin. Wschr. **30**, 433 (1952).
195. HILD, W., u. G. ZETLER: Experimenteller Beweis für die Entstehung der sogenannten Hypophysenhinterlappenwirkstoffe im Hypothalamus. Pflügers Arch. ges. Physiol. **257**, 169 (1953).
196. HILD, W., u. G. ZETLER: Über die Funktion des Neurosekrets im Zwischenhirn-Neurohypophysensystem als Trägersubstanz für Vasopressin, Adiuretin und Oxytocin. Z. ges. exp. Med. **120**, 236 (1953).
197. HOFF, F.: Klinische Physiologie und Pathologie. Stuttgart: Georg Thieme 1957.
198. HÖKFELT, B., R. LUFT, D. IKKOS, H. OLIVECRONA and J. SEKKENES: The immediate effect of hypophysectomy and secretion of the pituitary stalk on the urinary steroid excretion in man. Acta endocr. (Kbh.) **30**, 29 (1959).

199. Hökfelt, B., B. Sjögren and Th. Falkheden: Steroid hormone production in a case of Cushing's syndrome with electrolyte changes simulating primary aldosteronism. Acta endocr. (Kbh.) **31**, 175 (1959).
200. Holtmeier, H. J., u. P. Martini: Die Ausscheidung von Natrium, Chlorid und Wasser bei Ödemkranken während diätetischer und medikamentöser Behandlung. Dtsch. med. Wschr. **84**, 1208 (1959).
201. Hübener, A. W.: Über die Bedeutung der Nebennierenrindenhormone für die Behandlung Kreislauf- und Herzkranker. Dtsch. med. J. **4**, 233 (1954).
202. Hübner, H. J.: Über den Stoffwechsel der Nebennierenrindenhormone. Experientia (Basel) **13**, 210 (1957).
203. Hudson, J. B., A. V. Chobanian and A. S. Relman: Hypoaldosteronism. A clinical study of a patient with isolated adrenal mineralocorticoid deficiency, resulting in hyperkaliemia and Stokes-Adams-attacks. New Engl. J. Med. **257**, 529 (1957).
204. Hyde, G. M., N. J. Berlin, R. J. Parsons, J. H. Lawrence and S. Port: The blood volume in portal cirrhosis as determinated by P^{32} labeled red blood cells. J. Lab. clin. Med. **39**, 347 (1952).
205. Ingraham, R. C., and M. B. Visscher: Further studies on intestinal absorption with the performance of osmotic work. Amer. J. Physiol. **121**, 771 (1938).
206. Jaenike, J. R., and Ch. Waterhouse: The nature and distribution of cardiac edema. J. Lab. clin. Med. **52**, 384 (1958).
207. Jeanneret, R. L.: Die zyklische Verlaufsform der Dermatomyositis. Helv. med. Acta. **20**, 437 (1953).
208. Jenkins, J. S., J. W. Meakin and D. H. Nelson: A comparison of the inhibitory effects of 2-methyl-1,2-bis(3-pyridyl)-1-propanone and amphenone B on adrenal cortical secretion in the dog. Endocrinology **64**, 572 (1959).
209. Johnson, B. B.: Bioassay of adrenal cortical steroids on the basis of electrolyte excretion by rats; effects of 11-desoxy- and 11-oxysteroids. Endocrinology **54**, 196 (1954).
210. Johnson, B. B., A. H. Lieberman and P. J. Mulrow: Aldosterone excretion in normal subjects depleted of sodium and potassium. J. clin. Invest. **36**, 757 (1957).
211. Johnson, B. B., and J. A. Luetscher: Possible role of aldosterone in edema. Amer. N.Y. Acad. Sci. **61**, 605 (1955).
212. Jones, K. M., R. Lloyd-Jones, A. Riondel, J. F. Tait, R. D. Tait, R. K. Bulbrook and F. C. Greenwood: Aldosterone secretion and metabolism in normal men and women and in pregnancy. Acta endocr. (Kbh.) **30**, 321 (1959).
213. Jones, R. V., R. R. McSwiney and R. V. Brooks: Periodic paralysis. Sodium metabolism and aldosterone output in two cases. Lancet **1959** I, 177.
214. Jungmann, P., u. E. Meyer: Experimentelle Untersuchungen über die Abhängigkeit der Nierenfunktion vom Nervensystem. Naunyn-Schmiedeberg's Arch. exp. Path. Pharmak. **73**, 49 (1913).
215. Kagawa, C. M., J. A. Cella and C. G. van Arman: Action of new steroids in blocking effects of aldosterone and desoxycorticosterone on salt. Science **126**, 1015 (1957).
216. Kagawa, C. M., E. Shipley and R. Meyer: Biological method for determining small quantities of sodium retaining. Proc. Soc. exp. Biol. (N.Y.) **80**, 281 (1952).
217. Kagawa, C. M., F. M. Sturtevant and C. G. van Arman: Pharmacology of a new steroid that blocks salt activity of aldosterone and desoxycorticosterone. J. Pharmacol. exp. Ther. **126**, 123 (1959).

218. KALTREIDER, N. L., G. R. MENEELY, J. R. ALLEN and W. F. BALE: Determination of the volume of the extracellular fluid of the body with radioactive sodium. J. exp. Med. 74, 569 (1941).
219. KERPEL-FRONIUS, E.: Pathologie und Klinik des Salz- und Wasserhaushaltes. Budapest: Verlag der ungarischen Akademie der Wissenschaften 1959.
220. KERR, D., A. E. READ, R. M. HASLAM and S. SHERLOCK: The use of a steroidal spirolactone in the treatment of ascites in hepatic cirrhosis. Lancet 1958 I, 1084.
221. KLEINSCHMIDT, A.: Das renale Oedem. In: Das Oedem, Pathogenese und Therapie. Vereinigung der Bad Nauheimer Ärzte. Darmstadt: Dr. Dietrich Steinkopff 1959.
222. KLIMAN, B., and R. E. PETERSON: Isotope derivative assay of aldosterone in biological extracts. Fed. Proc. 17, 225 (1958).
223. KNEBEL, R.: Das Lungenödem. In: Das Oedem, Pathogenese und Therapie. Vereinigung der Bad Nauheimer Ärzte. Darmstadt: Dr. Dietrich Steinkopff 1959.
224. KOCZOREK, KH. R., J. KARL, G. RIECKER, M. EICKE u. H. P. WOLFF: Über die Behandlung des M. Addison mit synthetischem Aldosteron. Dtsch. med. Wschr. 84, 1134 (1959).
225. KOCZOREK, KH. R., H. P. WOLFF u. M. L. BEER: Über die Aldosteronausscheidung bei Schwangerschaften und bei Schwangerschaftstoxikosen. Klin. Wschr. 35, 497 (1957).
226. KRAMER, K.: Fortschritte der normalen Physiologie der Niere. Klin. Wschr. 37, 109 (1959).
227. KRAMER, K.: Die Stellung der Niere im Gesamtkreislauf. Klin. Wschr. 37, 670 (1959).
228. KRÜCK, F.: Extrarenale Elektrolytverschiebungen unter Einwirkung von Aldosteron. Klin. Wschr. 37, 625 (1959).
229. KUMAR, D., L. A. W. FELTHAM, and A. G. CORNALL: Aldosterone excretion and tissue electrolytes in normal pregnancy and preeclampsia. Lancet 1959, I, 541.
230. LABBY, D. H., and C. L. HOAGLAND: Water storage and the movements of body fluids and chlorides during acute liver disease. J. clin. Invest. 54, 343 (1947).
231. LABHART, A.: Klinik der inneren Sekretion. Berlin: Springer 1957.
232. LAIDLAW, J. C., M. COHEN and A. G. CORNALL: Studies on the origin of aldosterone during human pregnancy. J. clin. Endocr. 18, 222 (1958).
233. LANDAU, R. L., and K. LUGIBIHL: Inhibition of the sodium retaining influence of aldosterone by progesterone. J. clin. Endocr. 18, 1237 (1958).
234. LANDIS, E. M.: Micro-injection studies of capillary blood pressure in human skin. Heart 15, 209 (1929).
235. LANDIS, E. M.: Capillary pressure and capillary permeability. Physiol. Rev. 14, 404 (1934).
236. LANDIS, E. M., E. BROWN, M. FAUTEUX and C. WISE: Central venous pressure in relation to cardiac competence „blood volume" and exercise. J. clin. Invest. 25, 237 (1946).
237. LANDIS, E. M., and J. C. HORTENSTINE: Functional significance of venous blood pressure. Physiol. Rev. 30, 1 (1950).
238. LANGE, F.: Das kardiale Oedem. In: Das Oedem, Pathogenese und Therapie. Vereinigung der Bad Nauheimer Ärzte. Darmstadt: Dr. Dietrich Steinkopff 1959.
239. LARAGH, J. H.: The use of diuretics in the treatment of congestive heart failure. Postgrad. Med. 25, 528 (1959).

240. Laragh, J. H., and H. C. Stoerk: On the mechanism of secretion of the sodium-retaining hormone (aldosterone) within the body. J. clin. Invest. **34**, 913 (1955).
241. Laragh, J. H., and H. C. Stoerk: A study of the mechanism of secretion of the sodium-retaining hormone (aldosterone). J. clin. Invest. **36**, 383 (1957).
242. Laragh, J. H., H. B. van Dyck, J. Jakobson, K. Adamson and St. L. Engel: The experimental production of ascites in dogs with diabetes insipidus. J. clin. Invest. **35**, 897 (1956).
242a. Laragh, J. H., S. Ulick, J. Vlodzimierz, A. Deming, W. Kelly and S. Lieberman: Aldosterone secretion and primary and malignant hypertension. J. clin. Invest. **39**, 1091 (1960).
243. Lavietes, P. H., J. Bourdillon and K. A. Klinghoffer: The volume of the extracellular fluids of the body. J. clin. Invest. **15**, 261 (1936).
244. Leaf, A., and A. R. Mamby: The normal antidiuretic mechanism in man and dog, its regulation by extracellular fluid tonicity. J. clin. Invest. **31**, 54 (1952).
245. Leaf, A., and A. R. Mamby: An antidiuretic mechanism not regulated by extracellular fluid tonicity. J. clin. Invest. **31**, 60 (1952).
246. Leipert, Th.: Zur Pathophysiologie des Wasser- und Elektrolythaushaltes. Wien. klin. Wschr. **71**, 853 (1959).
247. Lenzi, F.: The electrolytes in congestive heart failure (sodiumrentention-hyperaldosteronuria). Fortschr. Kardiol. **2**, 170 (1959).
248. Lenzi, F., A. Caniggia, T. di Perri, R. Guideri and G. Ravenni: Aldosterone in congestive heart failure. Acta med. Scand. **163**, 329 (1959).
249. Lewis, R. A., and L. Wilkins: The effect of adrenocoricotrophic hormone in congenital adrenal hyperplasia with virilism and in Cushing's syndrome treated with methyl testosterone. J. clin. Invest. **28**, 392 (1949).
250. Liddle, G. W.: Sodium diuresis induced by steroidal antagonists of aldosterone. Science **126**, 1016 (1957).
251. Liddle, G. W.: Recent advances in the knowledge of the causes of edema and in diuretic therapy: Aldosterone antagonists. Arch. intern. Med. **102**, 998 (1958).
252. Liddle, G. W., F. C. Bartter, L. E. Duncan, J. K. Barber and A. C. Delea: Mechanisms regulating aldosterone production in man. J. clin. Invest. **34**, 949 (1955).
253. Liddle, G. W., J. Cornfield, A. G. T. Casper and F. C. Bartter: The physiological basis for a method of assaying aldosterone in extracts of human urine. J. clin. Invest. **34**, 1410 (1955).
254. Lieberman, A. H.: Current status of aldosterone in the etiology of edema. Arch. intern. Med. **102**, 990 (1958).
255. Lieberman, A. H., and J. A. Luetscher: Clinical implications of excess aldosterone output. Arch. intern. Med. **100**, 774 (1957).
256. Llaurado, J. G.: Increased excretion of aldosterone immediately after operation. Lancet 1955 I, 1295.
257. Llaurado, J. G.: Aldosteron und 9-Halocortisole, ihre biologische Wirkung in bezug auf Überleben, Wachstum und Na/K-Ausscheidung der nebennierenlosen Ratten. Klin. Wschr. **34**, 674 (1956).
258. Llaurado, J. G.: Aldosterone excretion following hypophysectomy in man: relation to urinary Na/K-ratio . Metabolism **6**, 556 (1957).
259. Llaurado, J. G.: Clinical implications of postoperative transient aldosteronism. J. Amer. med. Ass. **167**, 1229 (1958).
260. Loeb, R. F., D. W. Atchley, E. M. Benedict and J. Leland: Electrolyte balance studies in adrenalectomised dogs with particular reference to the excretion of sodium. J. exp. Med. **57**, 775 (1933).

261. LUETSCHER, J. A.: Studies of aldosterone in relation to water and electrolyte balance in man. Recent Progr. Hormone Res. **12**, 175 (1956).
262. LUETSCHER, J. A.: Aldosterone. Advanc. intern. Med. 8, 155 (1956).
263. LUETSCHER, J. A., and B. J. AXELRAD: Increased aldosterone output during sodium deprivation in normal men. Proc. Soc. exp. Biol. (N.Y.) **87**, 650 (1954).
264. LUETSCHER, J. A., and R. H. CURTIS: Aldosterone: Observations on the regulation of sodium and potassium balance. Ann. intern. Med. **43**, 658 (1955).
265. LUETSCHER, J. A., Q. B. DEMING and B. B. JOHNSON: The sodiumretaining activity of the corticoid fraction of urine of edematous patients. Ciba Found. Coll. Endocr. 4, 530 (1952).
266. LUETSCHER, J. A., Q. B. DEMING and B. B. JOHNSON: Treatment of nephrosis with pituitary adrenocorticotropin. J. clin. Invest. **30**, 1530 (1951).
267. LUETSCHER, J. A., A. DOWDY, J. HARVEY, R. NEHER and A. WETTSTEIN: Isolation of crystalline aldosterone from the urine of a child with the nephrotic syndrome. J. biol. Chem. **217**, 505 (1955).
268. LUETSCHER, J. A., and B. B. JOHNSON: Observations on the sodium retaining corticoid (Aldosterone) in the urine of children and adults in relation to sodium balance and edema. J. clin. Invest. **33**, 1441 (1954).
269. LUETSCHER, J. A., and A. H. LIEBERMAN: Idiopathic edema with increased aldosterone output . Trans. Ass. Amer. Phycns **70**, 158 (1957).
270. LUETSCHER, J. A., and A. H. LIEBERMAN: Aldosterone. Arch. intern. Med. **102**, 314 (1958).
271. LUETSCHER, J. A., J. NEHER and A. WETTSTEIN: Isolation of crystalline aldosterone from the urine of patients with congestive heart failure. Experientia (Basel) **12**, 22 (1956).
272. MACH, R. S.: Aldosteron in der Klinik. Wien. klin. Wschr. **68**, 277 (1956).
273. MACH, R. S.: Idiopathic edema with hyperaldosteronuria. In: Aldosterone, an international Symposium, p. 186. London: Churchill 1958.
274. MACH, R. S.: Exsikkose, Störungen des Wasser- und Salzhaushaltes. In W. HADORN, Vom Symptom zur Diagnose, S. 119. Basel: Karger 1960.
275. MACH, R. S., et J. FABRE: Pathogénie des oedèmes cardiaques. Conceptions actuelles et conséquences thérapeutiques. Praxis **41**, 507 (1952).
276. MACH, R. S., J. FABRE, A. DUCKERT, R. BORTH et P. DUCOMMUN: Action clinique et métabolique de l'aldosterone (Electrocortine). Schweiz. med. Wschr. **84**, 407 (1954).
277. MACH, R. S., J. FABRE, A. F. MULLER et R. NEHER: Oedèmes par rétention de chlorure de sodium avec hyperaldostéronurie. Schweiz. med. Wschr. **85**, 1229 (1955).
278. MACH, R. S., J. FABRE, A. F. MULLER, R. NEHER et R. BORTH: Oedèmes idiopathiques par rétention sodique avec hyperaldostéronurie. Bull. Soc. méd. Hôp. Paris **7**, 26 (1955).
279. MACH, R. S., A. FANCONI, A. F. MULLER, PH. BERNHEIM et R. NEHER: Hyperaldostéronisme avec hyperplasie adénomateuse des surrénales chez un hypertendu avec oedèmes réfractaires. Schweiz. med. Wschr. **89**, 98 (1959).
280. MACH, R. S., E. MACH et J. FABRE: L'Aldosterone. Effects biologiques et cliniques. Sem. Hôp. Paris **31**, 67 (1955).
281. MACH, R. S., et A. F. MULLER: L'inhibition de la sécrétion de l'aldostérone par l'amphénone. Schweiz. med. Wschr. **87**, 406 (1957).
282. MACH, R. S., et A. F. MULLER: Physiopathologie et clinique de l'aldostérone. Schweiz. med. Wschr. **89**, 997 (1959).

282a. Malvin, R. L., L. P. Sullivan and W. S. Wilde: Stop flow analysis of renal tubule localization. Physiologist **1**, 58 (1957).

282b. Malvin, R. L., W. S. Wilde and L. P. Sullivan: Localization of nephron transport by stop flow analysis. Amer. J. Physiol. **194**, 135 (1958).

282c. Malvin, R. L., and W. S. Wilde: Stop flow studies on ion water and reabsorption in the dog. Circulation **21**, 902 (1960).

283. Maurice, P. A.: La répartition de l'eau chez l'homme normal et chez les sujets atteints d'insuffisance cardiaque. Helv. med. Acta **20**, Suppl. 30, fasc. 1 (1953).

284. McCall, F., and B. Singer: Studies in nephrosis: Chemical corticoids, salt retaining factor and effects of ACTH. J. clin. Endocr. **13**, 1157 (1953).

285. McCullagh, E. P.: Primary aldosteronism and its relationship to diabetes mellitus. Diabetes **5**, 443 (1956).

286. McCullagh, E. P., and H. A. Tretbar: Treatment of Cushing's syndrome with amphenone. J. clin. Endocr. **18**, 134 (1958).

287. McMaster, Ph. D., R. J. Parsons: Physiological conditions of fluid in intradermal tissue. J. exp. Med. **69**, 24 (1939).

288. Merrill, A. J.: Edema and decraesed renal blood flow in patients with chronic congestive heart failure. Evidence of „forward failure" as the primary cause of edema. J. clin. Invest. **25**, 389 (1946).

289. Merrill, A. J.: Renal circulation in congestive heart failure. Fortschr. Kardiol. **2**, 136 (1959).

290. Merrill, A. J., and W. H. Cargill: The effect of exercise on the renal plasma flow and filtration rate of normal and cardiac subjects. J. clin. Invest. **27**, 272 (1948).

291. Mertz, D. P.: Wirkung von Prednison auf die hepatale und kardiale Hydropsie unter Berücksichtigung der Adiuretinaktivität. Verh. dtsch. Ges. inn. Med. **63**, 508 (1957).

292. Mertz, D. P.: Zur Frage der Oedempathogenese. Medizinische **1958**, Nr 15, 630.

293. Mertz, D. P.: Volumenregulatorische Probleme bei der cardialen und hepatalen Hydropsie. Verh. dtsch. Ges. inn. Med. **64**, 330 (1958).

294. Mertz, D. P.: Über die Beziehungen zwischen Körperfettgehalt und physiologisch aktivem Anteil der extrazellulären Flüssigkeit. Z. klin. Med. **156**, 51 (1959).

295. Mertz, D. P.: Die schnelle Verteilungsphase von Inulin als Parameter für das physiologisch aktive Volumen der extracellulären Flüssigkeit. Z. klin. Med. **156**, 35 (1959).

296. Mertz, D. P., u. U. Lutz: Beitrag zur Frage des volumenregulatorischen Reflexgeschehens. Dtsch. Arch. klin. Med. **204**, 354 (1957).

297. Mertz, D. P., u. U. Lutz: Untersuchungen über die Wirkung von Prednison auf den Wasser- und Elektrolythaushalt und die Nierenfunktion beim Menschen. Z. klin. Med. **154**, 631 (1957).

298. Mickerson, N. J., and J. Swale: Diuretic effect of steroid therapy in obstinate heart failure. Brit. med. J. **1959**I, 876.

298a. Miescher, P., O. Gsell, R. Nissen, R. Neher, F. Gloor u. L. Suter: Primärer Hyperaldosteronismus. Schweiz. med. Wschr. **90**, 181 (1960).

299. Mills, J. H., A. Casper and F. C. Bartter: On the role of the vagus in the control of aldosterone secretion. Science **128**, 1140 (1958).

300. Milne, M. D., R. C. Muehrcke and Z. Aird: Primary aldosteronism. Quart. J. Med., N.S. **26**, 3A (1957).

301. Milnor, W. R., and L. A. Campeau: Congestive heart failure and blood volume. Circulation **16**, 917 (1957).

302. MITCHELL, H. H., T. S. HAMILTON, F. R. STEGGERDA and H. W. BEAN: The chemical composition of the adult human body and its bearing on the biochemistry of growth . J. biol. Chem. **158**, 625 (1945).

303. MOKOTOFF, R., G. ROSS and L. LEITER: Renal plasma flow and sodium reabsorption and excretion in congestive heart failure. J. clin. Invest. **27**, 1 (1948).

303a. MOLENAAR, H., u. D. ROLLER: Die Bestimmung des extrazellulären Wassers beim Gesunden und Kranken. Z. klin. Med. **136**, 1 (1939).

304. MOLL, H. C., u. G. W. DAUGHERTY: Stoffwechsel des Wassers und der Elektrolyte. In THANNHAUSER, Lehrbuch des Stoffwechsels und der Stoffwechselkrankheiten. Stuttgart: Georg Thieme 1957.

305. MOLL, H. C., G. B. STICKLER u. G. W. DAUGHERTY: Die Flüssigkeits- und Elektrolytbehandlung. Dtsch. med. Wschr. **80**, 1505 (1955).

306. MOLNAR, G., V. R. MATTOX, H. L. MASON and M. H. POWER: Chronic adrenocortical disfunctions, including aldosterone deficiency. J. clin. Endocrin. **19**, 1023 (1959).

307. MOOLENAAR, A. J.: A new method for the colorimetric determination of aldosterone in urine. Acta endocr. (Kbh.) **25**, 161 (1957).

308. MOOLENAAR, A. I., and A. QUERIDO: Aldosterone in urine, p. 1. In: Aldosterone, an international Symposium. London: Churchill 1958.

309. MOORE, F. D.: Determination of total body water and solids with isotopes. Science **104**, 157 (1946).

310. MOORE, P. DE, R. DEVIS, J. DUBOIS et R. VANEK: Un cas d'hypercorticisme mixte (aldosterone et cortisone) par hyperplasie cortico-surrénalienne. Ann. Endocr. (Paris) **17**, 241 (1956).

310a. MORAN, W., F. C. GOETZ, J. MELBY, B. ZIMMERMANN and B. J. KENNEDY: Primary hyperaldosteronism without adrenal tumor. Amer. J. Med. **28**, 638 (1960).

311. MOREL, F. F.: Application des indicateurs radioactifs à l'étude des échanges ioniques entre le milieu cellulaire et le milieu extracellulaire. Brux.-méd. **39**, 1079 (1959).

312. MORRISON, R. S., and T. C. CHALMERS: Combined diuretic and steroid therapy in cirrhosis with ascites. Clin. Res. **7**, 37 (1959).

313. MOULIN, M., u. P. STUCKI: Die Behandlung der Herzinsuffizienz mit Corticosteroiden. Praxis **48**, 1138 (1959).

314. MOYER, J., and M. FUCHS: Diuretic therapy in syndromes associated with sodium and water retention. Amer. J. Cardiol. **4**, 786 (1959).

315. MULLER, A. F.: Hormone antidiurétique. Praxis **47**, 1117 (1958).

316. MULLER, A. F.: Aldostérone et oedème. Schweiz. med. Wschr. **89**, 1093 (1959).

317. MULLER, A. F., et E. ENGEL: Etude comparative entre l'aldostérone et la cortexone chez l'addisonnien et le sujet normal. Helv. med. Acta **22**, 490 (1955).

318. MULLER, A. F., et R. S. MACH: Physiopathologie et clinique de l'aldostérone. IV. Réunion d'Endocrinologie, p. 25. Paris: Masson & Cie., 1957.

319. MULLER, A. F., E. L. MANNING et A. M. RIONDEL: Etude de l'aldostéronurie chez le sujet normal et chez le cardiaque oedémateux. II. Effet de la prednisone chez les cardiaques. Schweiz. med. Wschr. **86**, 1362 (1956).

320. MULLER, A. F., E. L. MANNING and A. M. RIONDEL: Diurnal variation of aldosterone related to position and activity in normal subjects and patients with pituitary insufficiency, p. 111. In: Aldosterone, an international Symposium. London: Churchill 1958.

321. MULLER, A. F., E. MANNING and A. M. RIONDEL: Influence of position and activity on the secretion of aldosterone. Lancet **1958** I, 711.

322. Muller, A. F., A. M. Riondel and R. S. Mach: Control of aldosterone excretion by changes in volume of body-fluid. Lancet **1956 I**, 831.

323. Muller, A. F., A. M. Riondel and E. L. Manning: Effect of corticotropin on secretion of aldosterone. Lancet **1956 II**, 1021.

324. Muller, A. F., A. M. Riondel et E. L. Manning: Méchanismes régulateurs de l'aldostérone chez l'homme. Helv. med. Acta **23**, 610 (1956).

325. Muller, A. F., A. M. Riondel, E. L. Manning et R. S. Mach: Etude de l'aldostérone chez le sujet normal et chez le cardiaque oedémateux. I. Effets des variations de l'apport en chlorure de sodium. Schweiz. med. Wschr. **86**, 1335 (1956).

326. Muller, A. F., R. Veyrat et E. L. Manning: Etude de la sécrétion de l'aldostérone par l'aldostérone marquée au tritium. Helv. med. Acta **26**, 714 (1959).

327. Naegeli, R. H.: Die Stellung des Kaliums im Wasser- und Elektrolythaushalt. Helv. med. Acta **20**, Suppl. 31 (1953).

328. Neher, R., P. Desaulles, E. Vischer, P. Wieland u. A. Wettstein: Isolierung, Konstitution und Synthese eines neuen Steroids aus Nebennieren. Helv. chim. Acta **41**, 1667 (1958).

329. Neher, R., and A. Wettstein: Physiochemical detection and measurement of aldosterone in body fluids and tissues. Acta endocr. (Kbh.) **18**, 386 (1955).

330. Neher, R., and A. Wettstein: Physiochemical estimation of aldosterone in urine. J. clin. Invest. **35**, 800 (1956).

331. Nelson, D. H.: The importance of aldosterone in clinical medicine. Med. Clin. N. Amer. **42**, 1195 (1958).

332. Newman, A. E., E. Redgate and G. Farrell: Effects of diencephalic mesencephalic lesions on aldosterone and hydrocortisone secretion. Endocrinology **63**, 723 (1958).

333. Newman, A. E., E. S. Redgate, F. M. Yatsu and G. L. Farrell: Brain stem lesions affecting secretion of aldosterone and hydrocortisone. Fed. Proc. **17**, 117 (1958).

334. Newman, E. V., J. Bordley and J. Winternitz: The interrelationship of glomerular filtration rate (manitol clearance), extracellular fluid volume, surface area of the body and plasma concentrations of manitol. Bull. Johns Hopk. Hosp. **75**, 253 (1944).

335. Nichols jr., G., and N. Nichols: The role of bone in sodium metabolism. Metabolism **5**, 438 (1956).

336. Nicholson, T. F.: A comparison of the effects of proximal and distal tubular damage on the action of desoxycorticosterone and aldosterone. Canad. J. Biochem. **35**, 641 (1957).

337. Nicholson, T. F.: The effect of selective damage to various parts of the nephron on the potassium excreting action of aldosterone. Fed. Proc. **18**, 114 (1959).

337a. Novello, F. C., and J. M. Sprague: Benzothiadiazine dioxides as novel diuretics. J. Amer. chem. Soc. **79**, 2028 (1957).

338. Nowaczynski, W., P. R. Steyermark, J. Genest and R. N. Jones: Detailed study of purified urinary aldosterone fraction. Canad. J. Biochem. **35**, 425 (1957).

339. O'Meara, L. W., F. A. Birkenfeld, F. A. Gotch and I. S. Edelman: The equilibration of radiosodium (Na 24), radiopotassium (K 42) and deuterium oxide (D 20) in hydropic human subjects. J. clin. Invest. **36**, 784 (1957).

340. Opie, E. L.: Changes in the osmotic activity of liver and of kidney tissue caused by passage of sodium chloride, urea and some other substance into cells. J. exp. Med. **103**, 351 (1956).

341. PATTERSON, S. W., and E. H. STARLING: On the mechanical factors which determine the output of ventricles. J. Physiol. (Lond.) 48, 357 (1914).
342. PEARLMAN, W. H.: (16^3H)-Progesterone metabolism in advanced pregnancy and in oophorectomized-hysterectomized woman. Biochem. J. 67, 1 (1957).
343. PETERS, G.: Wasser- und Elektrolyt-Aufnahme und -Ausscheidung adrenal-ektomierter Ratten. Naunyn-Schmiedeberg's Arch. exp. Path. Pharmak. 236, 186 (1959).
344. PETERS, J. P.: Body water. Oxford: Oxford University Press 1933.
345. PETERSON, R. E., B. KLIMAN and M. E. BOLLIER: A physical method for determination of steroids in biological extracts. Abstracts of papers, 131st Meet. Amer. chem. Soc. 1957, 590.
346. PINSON, E. A.: Water exchanges and barriers as studied by the use of hydrogen isotopes. Physiol. Rev. 32, 123 (1952).
347. PITTS, R. F.: Some reflections on mechanism of action of diuretics. Amer. J. Med. 24, 745 (1958).
348. PRADER, A., A. SPAHR u. R. NEHER: Erhöhte Aldosteronausscheidung beim kongenitalen adrenogenitalen Syndrom. Ein Beitrag zur Pathogenese des Syndroms. Schweiz. med. Wschr. 85, 1085 (1955).
349. PRADER, A., E. GAUTIER, R. GAUTIER u. D. NAEF: Die Na- und K-Konzentration im gemischten Speichel. I. Der Einfluß von Sekretionsgeschwindigkeit, Stimulations- und Sammelmethode, Geschlecht, Alter, Tageszeit und Salz-gehalt der Nahrung. Helv. paediat. Acta 10, 29 (1955).
350. PRENTICE, T. C., W. SIRI, N. J. BERLIN, G. M HYDE, R. J. PARSONS, E. E. JOINER and J. H. LAWRENCE: Studies of total body water with tritium. J. clin. Invest. 33, 412 (1952).
351. RADO, J. P., G. BLUMENFELD and S. HAMMER: The effect of prednisone and 6-methyl-prednisolone on mercurial diuresis in patients with refractory cardiac edema. Amer. J. med. Sci. 328, 542 (1959).
352. RANSON, S. W., and H. W. MAGOUN: The hypothalamus. Ergebn. Physiol. 41, 56 (1939).
353. RAUSCH-STROOMANN, J. G., D. GLAUBITT u. F. KAPISCHKE: Stoffwechselunter-suchungen mit exogen zugeführtem Aldosteron. Endokrinologie 37, 217 (1959).
354. RAUSCHKOLB, E. W., and G. L. FARRELL: Evidence for diencephalic regula-tion of aldosterone secretion. Endocrinology 59, 526 (1956).
355. RAUSCHKOLB, E. W., and G. L. FARRELL: Decreased aldosterone secretion in decapitated dogs. J. clin. Endocr. 16, 915 (1956).
356. READ, R. C.: Studies of red-cell volume and turnover using radiochromium: description of a new „clodes" method of redcell-volume measurement. New Engl. J. Med. 250, 1021 (1954).
357. RENKIN, E. M., u. J. R. PAPPENHEIMER: Wasserdurchlässigkeit und Per-meabilität der Kapillarwände. Ergebn. Physiol. 49, 59 (1957).
358. RENOLD, A. E., J. CRABBÉ, L. HERNANDO-AVENDANO, P. H. NELSON, E. J. ROSS, K. EMERSON and G. W. THORN: Inhibition of aldosterone secretion by amphenone in man. New Engl. J. Med. 256, 16 (1957).
359. RENZI, A. A., M. RENZI, J. J. GAUNT and R. CHART: The effects of aldosterone and other steroids on water intoxication and renal function. Acta endocr. (Kbh.) 21, 47 (1956).
360. RIECKER, G.: Über den intrazellulären Wasser- und Elektrolytstoffwechsel. Untersuchungen an Erythrozyten. I. Methodik, Trink- und Durstversuche, Salzentzug und Salzzufuhr. Klin. Wschr. 35, 1158 (1957).
361. RIECKER, G., u. M. v. BUBNOFF: Über den intrazellulären Wasser- und Elektro-lytstoffwechsel. Untersuchungen an Erythrozyten. II. Oedemkrankheiten. Klin. Wschr. 36, 556 (1958).

362. Riecker, G., u. M. v. Bubnoff: Über den intrazellulären Wasser- und Elektro-lytstoffwechsel. III. Wasser- und Elektrolytveränderungen im Intrazellu-lärraum nach Glucoseinfusion. Klin. Wschr. **37**, 18 (1959).
363. Riemer, A. D.: Application of the newer corticosteroids to augment diuresis in congestive heart failure. Amer. J. Cardiol. **1**, 488 (1958).
364. Riva, G.: Die Klinik der Oedeme. Helv. med. Acta **23**, 359 (1956).
364a. Roblin, R. O., and J. W. Clapp: The preparation of heterocyclic sulfon-amides. J. Amer. chem. Soc. **72**, 4890 (1950).
365. Rodeck, H.: Schilddrüse und Wasserhaushalt. Wien. klin. Wschr. **71**, 856 (1959).
366. Romani, J. D., M. Albeaux, J. Chabot, A. Keller et H. Larrieu: Etude clinique, biologique et anatomo-pathologique d'un cas d'hyper-minéralo-corticisme avec oedèmes periphériques et hypokalièmie. Presse méd. **53**, 1969 (1959).
367. Ross, E. J., and J. E. Bethune: Antagonism between the effect of aldo-sterone and a synthetic steroid lactone on the renal excretion of sodium and potassium in man. Lancet **1959 I**, 127.
368. Ross, E. J., J. Crabbé, A. E. Renold, K. Emerson and G. W. Thorn: A case of massive edema in association with an aldosterone-secreting adreno-cortical adenoma. Amer. J. Med. **25**, 278 (1958).
369. Ross, E. J., W. J. Reddy, A. Rivera and G. W. Thorn: Effects of i.v. infusions of dl-aldosterone acetate on sodium and potassium excretion in man. J. clin. Endocr. **19**, 289 (1959).
369a. Ross, E. J., W. van 't Hoff, J. Crabbé and G. W. Thorn: Aldosterone excretion in hypopituitarism and after hypophysectomy in man. Amer. J. Med. **28**, 229 (1960).
370. Rotter, W.: Allgemeine Pathologie des Oedems. In: Das Oedem, Pathogenese und Therapie. Vereinigung der Bad Nauheimer Ärzte. Darmstadt: Dr. Dietrich Steinkopff 1959.
371. Rowntree, L. G., N. N. Keith and J. T. Geraghty: A method for the determination of plasma and blood volume. Arch. intern. Med. **16**, 547 (1915).
372. Rusznyak, I., M. Földi u. G. Szabo: Physiologie und Pathologie des Lymph-kreislaufes. Budapest: Verlag der ungarischen Akademie der Wissenschaften 1957.
373. Salassa, R. M., H. L. Mason, V. R. Mattox, M. H. Power, A. L. Orvis and R. G. Sprague: Effects of aldosterone on water, electrolyte and nitrogen balance in Addison's disease. J. Lab. clin. Med. **46**, 946 (1955).
374. Salassa, R. M., H. L. Mason, V. R. Mattox, A. L. Orvis and M. H. Power: Effects of aldosterone on water, electrolyte and nitrogen metabolism in Addison's disease. Proc. Mayo Clin. **32**, 201 (1957).
375. Salassa, R. M., V. R. Mattox and M. H. Power: Effects of an aldosteron antagonist on sodium and potassium excretion in primary hyperaldosteronism. J. clin. Endocr. **18**, 787 (1958).
376. Samet, P., H. W. Fritts, A. P. Fishman and A. Cournand: The blood volume in heart disease. Medicine (Baltimore) **36**, 211 (1957).
377. Sarre, H.: Nierenkrankheiten. Physiologie, Pathophysiologie, Klinik und Therapie. Stuttgart: Georg Thieme 1958.
378. Sawyer, W. H., and R. M. Schisgall: Increased permeability of the frog blatter to water in response to dehydratation and neurohypophysial extracts. Amer. J. Physiol. **187**, 312 (1956).
379. Schade, H.: Über Quellungsphysiologie und Oedementstehung. Ergebn. inn. Med. Kinderheilk. **32**, 425 (1927).

380. Schade, H., and F. Clausen: Osmotic plasma pressure and edemas. Z. klin. Med. **100**, 363 (1924).
381. Schade, H., and H. Menschel: Law of hydratation of tissues and its significance for water exchange in tissues, lymph formation and genesis of edema. Z. klin. Med. **96**, 279 (1923).
382. Scharrer, B.: Über neuroendokrine Vorgänge bei Insekten. Pflügers Arch. ges. Physiol. **255**, 154 (1952).
383. Scharrer, E., u. B. Scharrer: Neurosekretion. In: Handbuch der mikroskopischen Anatomie des Menschen, Bd. VI/5. Berlin: Springer 1954.
384. Schmidlin, J., G. Anner, J. Billeter u. A. Wettstein: Über Synthesen in der Aldosteron-Reihe. II. Totalsynthese des racemischen Aldosterons. Experientia (Basel) **11**, 365 (1955).
385. Scholer, J. F., and C. F. Code: Rate of absorption of water from stomach and small bowel of human beings. Gastroenterology **27**, 565 (1954).
386. Scholer, J. F., A. L. Orvis, J. A. Higgins and C. F. Code: Use of dual isotopes in determination of rates of absorption in intact animals. Amer. J. Physiol. **183**, 659 (1955).
387. Schroeder, H. A.: Studies on congestive heart failure. I. The importance of restriction of salt as compared to water. Amer. Heart. J. **22**, 141 (1941).
388. Schütte, E.: Wasser- und Mineralstoffwechsel. In Lehr- und Handbuch der physiologischen Chemie, Bd. II/1a, S. 589. Berlin: Springer 1954.
389. Schütte, E.: Normale Physiologie des Wasser- und Elektrolythaushaltes. Gastroenterologia (Basel) **90**, 133 (1958).
390. Schwab, M., u. K. Kühns: Die Störungen des Wasser- und Elektrolytstoffwechsels, S. 28. Berlin: Springer 1959.
390a. Schwab, M.: Wasser- und Elektrolytstoffwechsel in „Biochemische Befunde in der Differentialdiagnose innerer Krankheiten", herausgeg. von R. Scoen u. H. Südhof. Stuttgart: Georg Thieme 1960.
391. Schwartz, W. B., W. Bennett, S. Curelon and F. C. Bartter: A syndrome of renal sodium loss and hyponatremia probably resulting from inapporpriate secretion of antidiuretic hormone. Amer. J. Med. **23**, 529 (1957).
391a. Schwartz, W. B., D. Tassel and F. C. Bartter: Further observations on hyponatremia and renal sodium loss probably resulting from inappropriate secretion of antidiuretic hormone. New Engl. J. Med. **262**, 743 (1960).
392. Schwartz, J. L., D. Schachter and N. Freinkel: The measurement of extracellular fluid in men by means of constant infusion technique. J. clin. Invest. **28**, 1117 (1949).
393. Schwartz, W. B. and W. M. Wallace: Electrolyte equilibrances during mercurial diuresis. J. clin. Invest. **30**, 1089 (1951).
394. Schwartzkopff, W.: Die hormonale Regulation des Wasser- und Mineralhaushaltes. Dtsch. med. J. **9**, 485 (1958).
395. Schwiegk, H.: Mineralstoffwechselstörungen bei Herzinsuffizienz. Verh. dtsch. Ges. inn. Med. **61**, 428 (1955).
396. Schwiegk, H.: Die Auswirkungen von Funktionstörungen des Herzens auf die Peripherie. Verh. dtsch. Ges. Kreisl.-Forsch. **22**, 180 (1956).
396a. Schwiegk, H., u. G. Riecker: Pathophysiologie der Herzinsuffizienz. In Handbuch der inneren Medizin, Bd. IX/1. Heidelberg: Springer 1960.
397. Scriebner, H., M. H. Power and E. H. Rynearson: Beside management of problems of fluids balance. J. Amer. med. Ass. **144**, 1167 (1957).
397a. Seymour, W. B., W. H. Pritchard, L. P. Longley and J. M. Haymann: Cardiac output, blood and interstitial fluid volumes, total circulating serum protein and kidney function during cardiac failure and after improvement. J. clin. Invest. **22**, 229 (1942).

398. SIEBENMANN, R. E.: Lokalisation der Aldosteronbildung in der menschlichen Nebennierenrinde. Schweiz. med. Wschr. **89**, 837 (1959).

398a. SIEGENTHALER, W.: Behandlung der Herzkrankheiten mit Diuretica. Verh. dtsch. Ges. Kreisl.-Forsch. **26**, 57 (1960).

398b. SIEGENTHALER, W.: Zur Aldosteronregulation beim Menschen. 6. Internat. Kongr. Inn. Med., Basel, 24.—27. August 1960.

398c. SIEGENTHALER, W., u. B. TRUNIGER: Aldosteron und Aldosteronantagonisten in der Pathogenese und Therapie des Ödems. Dtsch. med. Wschr. **86** (1960).

398d. SIEGENTHALER, W., B. TRUNIGER, W. RUTISHAUSER, E. LÜTHY u. R. HEGGLIN: Hämodynamik und Aldosteronausscheidung. Ein Beitrag zur Volumenregulation beim Menschen. Schweiz. med. Wschr. **91** (1961).

398e. SIEGENTHALER, W., B. TRUNIGER, H. BÄCHTOLD, F. RHOMBERG u. G. SIEGENTHALER: Experimentelle und klinische Erfahrungen mit Aldosteronantagonisten (Spirolactone). Schweiz. med. Wschr. **91** (1961).

398f. SIEGENTHALER, W. u. B. TRUNIGER: Neuere Erfahrungen in der Behandlung mit Diuretica. Schweiz. med. Wschr. **91** (1961).

399. SIEGENTHALER, W. u. G., H. BÄCHTOLD, F. RHOMBERG, B. TRUNIGER u. P. HÖSLI: Wirkungsmechanismus und Indikationsbereich neuer Diuretica. Helv. med. Acta **26**, 655 (1959).

400. SIEGENTHALER, W., F. RHOMBERG, H. BÄCHTOLD u. P. HÖSLI: Zur Anwendung der Diuretica mit besonderer Berücksichtigung von Hydrochlorothiazid. Praxis **48**, 921 (1959).

401. SIEGENTHALER, W., B. TRUNIGER u. P. HÖSLI: Aldosteron in der klinischen Medizin mit besonderer Berücksichtigung des Hyperaldosteronismus bei ödematösen Erkrankungen. Schweiz. med. Wschr. **89**, 1309 (1959).

402. SIGUIER, F., E. E. BAULIEU, D. HIOCO, C. BÉTOURNÉ, P. ROBEL et CH. DUBOST: Premier cas français d'hyperaldostéronisme primaire par adénome cortico-surrénalien (Syndrome de Conn). Bull. Soc. méd. Hôp. Paris **74**, 113 (1958).

403. SIMPSON, S. A., and J. F. TAIT: A quantitative method for the bioassay of the effect of adrenal cortical steroids on mineral metabolism. Endocrinology **50**, 150 (1952).

404. SIMPSON, S. A., J. F. TAIT, A. WETTSTEIN, R. NEHER, J. V. v. EUW u. T. REICHSTEIN: Isolierung eines neuen kristallisierten Hormons aus Nebennieren mit besonders hoher Wirksamkeit auf den Mineralstoffwechsel. Experientia (Basel) **9**, 333 (1953).

405. SIMPSON, S. A., J. F. TAIT, A. WETTSTEIN, R. NEHER, J. V. VON EUW, O. SCHINDLER u. T. REICHSTEIN: Konstitution des Aldosterons, des neuen Mineralocorticoids. Experientia (Basel) **10**, 132 (1954).

406. SIMPSON, S. A., J. F. TAIT, A. WETTSTEIN, R. NEHER, J. V. v. EUW, C. SCHINDLER u. T. REICHSTEIN: Die Konstitution des Aldosterons. Über Bestandteile der Nebennierenrinde und verwandte Stoffe. Helv. chim. Acta **37**, 1163 (1954).

407. SINGER, B.: Aldosterone in the adrenal vein blood of nephrotic rats. Endocrinology **60**, 420 (1957).

408. SINGER, B.: Effects of aldosterone antagonists, SC-8109, on the secretion of aldosterone in normal rats. Endocrinology **65**, 512 (1959).

409. SINGER, B., and E. H. VENNING: Method of assay of a sodiumretaining factor in human urine. Endocrinology **52**, 623 (1953).

410. SINGER, B., and J. WENER: Excretion of sodium retaining substances in patients with congestive heart failure. Amer. Heart. J. **45**, 795 (1953).

411. SKANSE, B., and B. HÖKFELT: Hypoaldosteronism with otherwise intact adrenocortical function, resulting in a characteristic clinical entity. Acta endocr. (Kbh.) **28**, 29 (1958).

412. SKANSE, B., E. MÖLLER, K. GYDELL, S. JOHANSSON and H. B. WULFF: Observations on primary aldosteronism. Acta med. Scand. **158**, 181 (1957).
413. SLATER, J. D. H., A. MOXHAM, R. HURTER and J. D. N. NABARRO: Clinical and metabolic effects of aldosterone antagonism. Lancet **1959 II**, 931.
414. SMITH, H. W.: The kidney. Structure and function in health and disease. New York: Oxford University Press 1951.
415. SMITH, H. W.: Salt and water volume receptors. Amer. J. Med. **23**, 623 (1957).
416. SNIVELY, W. D., u. J. J. SWEENEY: Elektrolyt- und Wasserhaushalt. München: Urban & Schwarzenberg 1958.
417. SOBERMAN, R., B. B. BRODIE, B. B. LEVY, J. AXELROD, V. HOLLANDER and J. M. STEELE: The use of antipyrine in the measurement of total body water in man. J. biol. Chem. **179**, 31 (1949).
418. SORCE, R. C., and W. E. WHITSTONE: Primary aldosteronism with diabetes mellitus. Arch. intern. Med. **102**, 131 (1958).
418a. SPENGLER, J., u. P. HUBER: Topographische Beziehungen zwischen neurosekretorischen Ganglienzellen und arteriellen Gefäßen im Rattenhypothalamus. Pflügers Arch. ges. Physiol. **269**, 31 (1959).
419. SPRGAUE, R. G.: Cortisone and ACTH. A review of certain physiologic effects and their clinical application. Amer. J. Med. **10**, 567 (1951).
420. STARLING, E. H.: Physiological factors involved in the causation of dropsy. Lancet **1896 I**, 1267.
421. STARLING, E. H.: Physiological factors involved in the causation of dropsy. Lancet **1896 I**, 1331.
422. STARLING, E. H.: Physiological factors involved in the causation of dropsy. Lancet **1896 I**, 1407.
423. STARLING, E. H.: The fluid of the body. On the absorption of fluids from the connective tissue spaces. J. Physiol. (Lond.) **19**, 312 (1896).
424. STARLING, E. H.: Some points in the pathology of heart disease. Lancet **1897 I**, 652.
425. STEAD, A. E.: Edema of heart failure. Bull. N.Y. Acad. Med. **24**, 607 (1948).
426. STEAD, A. E.: Role of cardiac output in mechanisms of congestive heart failure. Amer. J. Med. **6**, 232 (1949).
427. STEAD, E. A., J. V. WARREN and E. S. BRANNON: Cardiac output in congestive heart failure. Amer. Heart. J. **35**, 529 (1948).
428. STEIN, M., R. SCHWARTZ and J. A. MIRSKY: The antidiuretic activity of plasma of patients with hepatic congestive heart failure, hypertension and other clinical disorders. J. clin. Invest. **33**, 77 (1954).
429. STERLING, R., and S. J. GRAY: Determination of the circulating red cell volume in men by radioactive chromines. J. clin. Invest. **29**, 1614 (1950).
430. STORMONT, J. M., J. CRABBÉ, B. FAST, S. J. WOLFE and CH. S. DAVIDSON: The effect of prednisone and amphenone on fluid and electrolyte balance and on aldosterone excretion of patients with cirrhosis and ascites. J. Lab. clin. Med. **53**, 296 (1959).
431. STRAUB, H.: Dynamik des Säugetierherzens. I. Dtsch. Arch. klin. Med. **115**, 531 (1914).
432. STRAUB, H.: Dynamik des Säugetierherzens. II. Dtsch. Arch. klin. Med. **116**, 409 (1916).
432a. STRAUSS, H.: Zur Behandlung und Verhütung der Nierenwassersucht. Ther. d. Gegenw. **5**, 193 (1903).
433. STRAUSS, M. B., R. K. DAVIS, J. D. ROSENBAUM and E. C. ROSSMEISL: Production of increased renal sodium excretion by the hypotonic expansion of extracellular fluid volume in recumbent subjects. J. clin. Invest. **31**, 80 (1952).

433a. Strauss, M. B., and S. Papper: Sodium and water retention in chronic congestive heart failure. J. chron. Dis. 9, 536 (1959).

434. Sturtevant, F. M.: Antihypertensive effects of an aldosterone antagonist. Science 127, 1393 (1958).

435. Summerskill, W. H., and J. Crabbé: Effects of amphenone therapy on urinary excretion of aldosterone and sodium in hepatic cirrhosis with ascites. Lancet 1957 II 1091.

436. Tait, J. F., S. A. Simpson and H. M. Grundy: Effects of adrenal extract on mineral metabolism. Lancet 1952 I, 122.

437. Talbot, N. B., J. D. Crawford and G. A. Kerrigan: Role of the neurohypophyseal-antidiuretic-hormone-renal system in every day clinical medicine. J. clin. Endocr. 15, 265 (1955).

438. Thannhauser, S. J.: Lehrbuch des Stoffwechsels und der Stoffwechselkrankheiten. Stuttgart: Georg Thieme 1957.

439. Thorn, G. W., A. E. Renold, E. R. Froesch and J. Crabbé: Pathophysiology of edema. Helv. med. Acta 23, 334 (1956).

440. Thorn, G. W., A. E. Renold, A. Goldfine, D. H. Nelson, W. J. Reddy and R. Hertz: Inhibition of corticosteroid secretion by amphenone in patients with adrenal cortical carcinoma. New Engl. J. Med. 254, 547 (1956).

441. Truniger, B.: Untersuchungen zum Problem des sekundären Hyperaldosteronismus bei Oedemkrankheiten. Inaug. Diss. Zürich. Helv. med. Acta 27, 119 (1960).

442. Truniger, B., u. W. Siegenthaler: Aldosteron und Diuretica. Klin. Wschr. 38, 385 (1960).

443. Ulick, S., J. H. Laragh and S. Lieberman: The isolation of urinary metabolite of aldosterone and its use to measure the rate of secretion of aldosterone by the adrenal cortex of man. Trans. Ass. Amer. Phycns. 71, 225 (1958).

444. Ullrich, K. J., F. O. Drenckhahn u. K. H. Jarausch: Untersuchungen zum Problem der Harnkonzentrierung und -verdünnung. Über das osmotische Verhalten von Nierenzellen und die begleitende Elektrolytanhäufung im Nierengewebe bei verschiedenen Diuresezuständen. Pflügers Arch. ges. Physiol. 261, 62 (1955).

445. Ullrich, K. J., K. H. Jarausch u. W. Overback: Verteilung von Na, K, Ca, Mg, Cl, PO_4 und Harnstoff in Rinde und Mark der Hundeniere bei verschiedenen Funktionszuständen. Ber. ges. Physiol. 180, 181 (1956).

446. Vander, A. J., R. L. Malvin, W. S. Wilde, J. Lapides, L. P. Sullivan and V. M. McMurray: Effects of adrenalectomy and aldosterone on proximal and distal tubular sodium reabsorption. Proc. Soc. exp. Biol. (N.Y.) 99, 323 (1958).

447. Venning, E. H.: Adrenal function in pregnancy. Endocrinology 39, 203 (1946).

448. Venning, E. H., J. C. Beck, I. Dyrenfurth and C. Giroud: Studies on the excretion of sodium-retaining corticoid. J. clin. Endocr. 15, 853 (1955).

449. Venning, E. H., J. R. McCorriston, I. Dyrenfurth and J. C. Beck: Aldosterone excretion following trauma. Metabolism 7, 293 (1958).

450. Venning, E. H., and I. Dyrenfurth: Aldosterone excretion in pregnancy. J. clin. Endocr. 16, 426 (1956).

451. Venning, E. H., I. Dyrenfurth and C. J. Giroud: Effect of anxiety upon aldosterone excretion in man. J. clin. Endocr. 16, 1005 (1956).

452. Venning, E. H., I. Dyrenfurth and J. C. Beck: Aldosterone excretion in healthy persons. J. clin. Endocr. 16, 1326 (1956).

453. Venning, E. H., I. Dyrenfurth, C. J. Giroud and J. C. Beck: Symposium on the clinical significance of aldosterone. I. Factors affecting aldosterone excretion. Canad. med. Ass. J. 77, 773 (1957).

454. VENNING, E. H., T. PRIMROSE, L. C. S. CALIGARIS and I. DYRENFURTH: Aldosterone excretion in pregnancy. J. clin. Endocr. 17, 473 (1957).
455. VENNING, E. H., B. SINGER and G. A. SIMPSON: Adrenocortical function in toxemia of pregnancy. Amer. J. Obstet. 67, 542 (1954).
456. VENNING, E. H., S. SYBULSKI, V. W. POLLAK and R. J. RYAN: Aldosterone excretion in two adrenalectomized pregnant women. J. clin. Endocr. 19, 1486 (1959).
457. VERNEY, E. B.: Absorption and excretion of water. The antidiuretic hormone. Lancet 1946 II, 781.
458. VERNEY, E. B.: The antidiuretic hormone and the factor which determins its release. Proc. roy. Soc. Biol. Sci. 135, 25 (1947).
459. VERNEY, E. B.: Agents determining and influencing functions of pars nervosa of pituitary. Brit. med. J. 1948 II, 119.
460. VERNEY, E. B.: Renal excretion of water and salt. Lancet 1957 II, 1237.
461. VERNEY, E. B.: Osmoregulation und antidiuretisches Hormon. Ärztl. Wschr. 13, 1010 (1958).
462. VERNEY, E. B.: Die Regulation der Wasserausscheidung. Triangel (Sandoz) 3, 307 (1958).
463. VESIN, P.: Les régulations du volume plasmatique. Faites nouveaux, idées nouvelles. Sem. Hôp. Paris 33, 1878 (1957).
464. VESIN, P.: Les oedèmes. Nouvelles études biologiques, cliniques et thérapeutiques. Sem. Hôp. Paris 34, 1538 (1958).
465. VESIN, P.: L'aldostérone: régulation de la sécrétion chez le sujet normale et oedémateux. Presse méd. 66, 507 (1958).
466. VESIN, P.: Le traitement des oedèmes cirrhotiques par les stéroides. Rev. méd. franç. 23, 137 (1958).
467. VESIN, P.: La signification biologique de la rétention du sodium dans les oedèmes. Sem. Hôp. Paris. 33, 335 (1959).
468. VESIN, P.: Action des cortisoniques sur le transport rénal de l'eau et du sel. Sem. Hôp. Paris 35, 324 (1959).
468a. VESIN, P.: Etude critique de certains aspects de la physiologie rénale. Presse méd. 67, 2095 (1959).
469. VESIN, P., O. BLANPIN, H. RENAUD et R. CATTAN: Transformation d'un oedème normo-aldostéronique en oedème hyperaldostéronique chez un cirrhotique traité par les corticoides. Bull. Soc. méd. Hôp. Paris 74, 699 (1958).
470. VESIN, P., P. FUNEL, F. LEMONNIER, E. E. BAULIEU et M. DE VIGAN: Réduction de l'hyperaldostéronisme au cours d'une cirrhose ascitique sous l'action de la deltacortisone. Sem. Hôp. Paris 32, 3205 (1956).
471. VIGNEAUD, V. DU, H. LAWLER, H. CLAIRE and E. A. POPENOE: Enzymatic cleavage of glycinamide from vasopressin and a proposed structure for this pressorantidiuretic hormone of the posterior pituitary. J. Amer. chem. Soc. 75, 1880 (1953).
472. VISSCHER, M. B., R. H. VARCO, C. W. CARR, R. B. DEAN and D. ERICKSON: Sodium ion movement between the intestinal lumen and the blood. Amer. J. Physiol. 141, 488 (1944).
473. VORHERR, H., u. V. FRIEDBERG: Verbesserte Methode zum Adiuretin-Nachweis. Klin. Wschr. 37, 1171 (1959).
474. WALLACE, G. W., and B. B. BRODIE: The distribution of administered bromide in comparison with chloride and the reaction to body fluids. J. Pharmacol. exp. Ther. 65, 214 (1939).
475. WARDENER, E. E.: Primary aldosteronism: a brief account. Brit. J. Urol. 29, 350 (1957).

475a. Warner, G. F., E. L. Dobson, C. E. Rodgers, M. E. Johnston and N. Pace: Measurement of total sodium space and total body in normal individuals and in patients with cardiac edema. Circulation 5, 915 (1952).

476. Warren, J. V., A. J. Merrill and E. A. Stead: Role of extracellular fluid in maintenance of normal plasma volume. J. clin. Invest. 22, 635 (1943).

477. Warren, J. V., and E. A. Stead: Fluid dynamics in chronic congestive heart failure. Arch. intern. Med. 73, 138 (1944).

478. Warter, J., J. Schwartz et P. Metais: Maladie de Cushing, syndrome de Conn et hyperabsorption intestinale. Presse méd. 66, 1631 (1958).

479. Weaver, W. F., R. M. Salassa and H. B. Burchell: An evaluation of the electrocardiogram and the acidity of the urine as a screening test for primary aldosteronism. Amer. J. med. Sci. 238, 162 (1959).

480. Weir, E. G., and A. B. Hastings: The distribution of bromide and chloride in tissues and body fluids. J. biol. Chem. 129, 547 (1939).

481. Welt, G., and Ch. Burnett: Fluid and electrolyte balance, in: Principles of internal medecine. 3. Aufl., S. 429, herausgeg. von T. R. Harrison. New York: Book Company Inc. 1958.

482. Wennesland, R., E. Brown, J. Hopper, J. L. Hodges, O. E. Guttentag, K. G. Scott, I. N. Tucker and B. Bradley: Red cell plasma and blood volume in healthy men measured by radiochromium (Cr 51) cell tagging and hematocrit: Incluence of age, somatotype and habits of physical activity on the variance after regression of volumes to height and weight combined. J. clin. Invest. 38, 1065 (1959).

483. Wesson, L. G., and W. P. Anslow: Effects of osmotic and mercurial diuresis on simultaneous water diuresis. Amer. J. Physiol. 170, 255 (1952).

484. Wesson, L. G., W. P. Anslow jr. and H. W. Smith: The excretion of strong electrolytes. Bull. N.Y. Acad. Med. 24, 586 (1948).

485. Wettstein, A.: Über die Chemie des Aldosterons. Schweiz. med. Wschr. 85, 660 (1955).

486. Wettstein, A.: Chemie und Biologie neuer Corticoide. Verh. dtsch. Ges. inn. Med. 62, 214 (1956).

487. Widal, F., et A. Lemierre: Pathogénie de certains oedèmes brigthiques. Action du chlorure de sodium ingéré. Bull. Soc. méd. Hôp. Paris 20, 678 (1903).

488. Widdowson, E. M., R. A. McCance and C. M. Spray: The chemical compositon of the human body. Clin. Sci. 10, 113 (1951).

489. Winkler, A. W., J. R. Elkinton and J. A. Eisenman: Comparison of sulfocyanate with radioactive chloride and sodium in the measurement of extracellular fluid. Amer. J. Physiol. 139, 239 (1943).

490. Wintersteiner, O., and J. J. Pfiffner: Chemical studies on adrenal cortex. J. biol. Chem. 116, 291 (1936).

491. Wintersteiner, O., H. M. Vars and J. J. Pfiffner: Chemical investigations on cortical hormones of adrenal glands. J. biol. Chem. 105, 100 (1934).

492. Wirz, H.: Der osmotische Druck des Blutes in der Nierenpapille. Helv. physiol. Acta 11, 20 (1953).

493. Wirz, H.: Druckmessung in Kapillaren und Tubuli der Niere durch Mikropunktion. Helv. physiol. Acta 13, 42 (1955).

494. Wirz, H.: Heutige Aussichten der Nierenphysiologie. In 3. Freiburger Symposium über Pathologie, Physiologie und Klinik der Nierensekretion. Berlin: Springer 1955.

495. Wirz, H.: The location of antidiuretic action in the mammalian kidney. Colston Papers 7, 157 (1956).

496. Wirz, H.: Der osmotische Druck der corticalen Tubuli der Rattenniere. Helv. physiol. Acta 14, 353 (1956).

497. WIRZ, H., B. HARGITAY u. W. KUHN: Lokalisation des Konzentrierungsprozesses in der Niere durch direkte Kryoskopie. Helv. physiol. Acta **9**, 196 (1951).

498. WOLFF, H. P.: Hormonale Störungen der tubulären Nierenfunktion. Klin. Wschr. **37**, 670 (1959).

499. WOLFF, H. P.: Der gegenwärtige Stand der medikamentösen Oedemtherapie. In: Das Oedem, Pathogenese und Therapie. Vereinigung der Bad Nauheimer Ärzte. Dr. Dietrich Steinkopff 1959.

500. WOLFF, H. P., E. BUCHBORN u. K. R. KOCZOREK: Aldosteron und Adiuretin bei Leberkranken. In 4. Freiburger Symposion über Pathologie, Diagnostik und Therapie der Leberkrankheiten, S. 102. Berlin: Springer 1956.

501. WOLFF, H. P., u. K. R. KOCZOREK: Aldosteron in der klinischen Medizin. Dtsch. med. Wschr. **83**, 201 (1958).

502. WOLFF, H. P., u. K. R. KOCZOREK: Aldosteron und der Elektrolythaushalt bei Leberkranken. Gastroenterologia (Basel) **90**, 216 (1958).

503. WOLFF, H. P., K. R. KOCZOREK u. E. BUCHBORN: Klinische Aldosteronuntersuchungen. Verh. dtsch. Ges. inn. Med. **62**, 480 (1956).

504. WOLFF, H. P., K. R. KOCZOREK and E. BUCHBORN: Hyperaldosteronism in heart disease. Lancet **1957 II**, 63.

505. WOLFF, H. P., K. R. KOCZOREK u. E. BUCHBORN: Pathophysiologische und klinische Untersuchungen über sekundären Hyperaldosteronismus. Schweiz. med. Wschr. **87**, 163 (1957).

506. WOLFF, H. P., K. R. KOCZOREK and E. BUCHBORN: Aldosteronuria in edema, p. 193. In Aldosterone, an international Symposium. London: Churchill 1958.

507. WOLFF, H. P., K. R. KOCZOREK and E. BUCHBRON: Aldosterone and antidiuretic hormone (adiuretin) in liver disease. Acta endocr. (Kbh.) **27**, 45 (1958).

508. WOLFF, H. P., K. R. KOCZOREK, F. BUCHBORN u. M. KÖHLER: Über die Aldosteronaktivität und Natriumretention bei Herzkranken und ihre pathologische Bedeutung. Klin. Wschr. **34**, 1105 (1956).

509. WOLFF, H. P., K. R. KOCZOREK, E. BUCHBORN and G. RIECKER: Endocrine factors. J. chron. Dis. **9**, 544 (1959).

510. WOLFF, H. P., K. R. KOCZOREK, W. JESCH u. E. BUCHBORN: Untersuchungen über die Aldosteronausscheidung bei Leberkranken. Klin. Wschr. **34**, 366 (1956).

510a. WOLLHEIM, E.: Die Bestimmung der zirkulierenden Blutmenge. Z. klin. Med. **108**, 463 (1928).

511. WOLLHEIM, E., G. BECKER u. K. W. SCHNEIDER: Die Bestimmung der aktiven Blutmenge mittels Evans Blue, radioaktivem P^{32} und Cr^{51}. Klin. Wschr. **36**, 800 (1958).

512. YANKOPOULOS, N., J. O. DAVIS, B. KLIMAN and R. E. PETERSON: Evidence that a humoral agent stimulates the adrenal cortex to secrete aldosterone in experimental secondary hyperaldosteronism. J. clin. Invest. **38**, 1278 (1959).

513. YATES, E. F.: Effects of central venous congestion on sodium, potassium and water metabolism in the rat. Amer. J. Physiol. **194**, 57 (1958).

514. YATES, E. F., J. URQUHART and A. L. HERBST: Impairment of the enzymatic inactivation of adrenal corticoid hormones following passive venous congestion of the liver. Amer. J. Physiol. **194**, 64 (1958).

Namenverzeichnis

Die kursiven Seitenzahlen beziehen sich auf das Literaturverzeichnis, die gewöhn-lich gesetzten Ziffern auf die entsprechenden Stellen im Text. Da im Text die Eigennamen selbst nicht immer angegeben sind, sondern nur die Nummern des Zitates aus dem Literaturverzeichnis, sind diese Literaturnummern in Klammern hinter den Namen gesetzt.

Achard, C., J. Levy u. M. Pacu (*1*), 67, 93, *116*

Adamson, K. s. Laragh, J. H. (*242*), 39, *127*

Addison, T. (*2*), 40, *116*

Aird, Z. s. Milne, M. D. (*300*), 60, 61, *130*

Albeaux, M. s. Romani, J. D. (*366*), 61, 100, *134*

Albert, R. E. s. Eichna, L. W. (*109, 110*), 80, *121*

Alexander, J. D. s. Eichna, L. W. (*109, 110*), 80, *121*

Alfonso, G. s. Galan, E. (*146*), 75, *123*

Allen, A. C. (*3*), 75, *116*

— u. A. Corwin (*4*), 109, *116*

Allen, J. R. s. Kaltreider, N. L. (*218*), 11, *127*

Alsted, G., u. P. Halberg (*5*), 60, *116*

Altschule, M. D. (*5a, 6*), 79, 86, *116*

Anderson, Ch. H., M. McCally u. G. L. Farrell (*7*), 53, *116*

— s. Farrell, G. L. (*124*), 55, 56, *122*

Anner, G. s. Schmidlin, J. (*384*), 41, *135*

Anslow, W. P. s. Wesson, L. G. (*483*), 36, *140*

Anslow jr., W. P. s. Wesson, L. G. (*484*), 36, *140*

Appleton, A. s. Gamble, J. L. (*149*), 3, 18, *123*

van Arman, C. G. s. Kagawa, C. M. (*215, 217*), 110, *126*

Atchley, D. W. s. Loeb, R. F. (*260*), 24, *128*

Auerbach, T. s. Fine, D. (*128*), 47, 49, *122*

August, J. Th., D. H. Nelson u. G. W. Thorn (*7a*), 70, *116*

Axelrad, B. J., E. J. Cates, B. B. John-son u. J. A. Luetscher (*8*), 71, 76, 91, *116*

Axelrad, B. J., B. B. Johnson u. J. Luetscher (*9*), 47, *116*

— s. Luetscher, J. A. (*263*), 47, 55, *129*

Axelrod, J. s. Brodie, B. B. (*42*), 7, *118*

— s. Soberman, R. (*417*), 7, *137*

Ayres, P. J., J. Barlow, O. Garrod, S. A. S. Tait, J. F. Tait u. G. Walker (*10*), 44, *110*

— J. Barlow, O. Garrod, A. E. Kellie, S. A. S. Tait, J. F. Tait u. G. Walker (*11*), 42, 45, *116*

— O. Garrod, S. A. Simpson u. J. F. Tait (*12*), 42, 70, *116*

— O. Garrod, S. A. S. Tait, J. F. Tait, G. Walker u. W. H. Pearlman (*13*), 42, 44, *116*

— R. P. Gould, S. A. Simpson u. J. F. Tait (*14*), 41, *116*

— W. H. Pearlman, J. F. Tait u. S. A. S. Tait (*15*), 42, 44, 45, *116*

Bächtold, H. s. Siegenthaler, W. (*398e, 399, 400*), 103, *136*

Baden, H. s. Edelman, J. S. (*107*), 11, *121*

Bahn, R. C. s. Davis, J. O. Davis (*84*), 53, 55, *120*

Bailey, R. E. s. Ganong, W. F. (*150*), 56, *123*

Bale, W. F. s. Kaltreider, N. L. (*218*), 11, *127*

Ball, W. C., u. J. O. Davis (*16*), 53, *117*

— J. O. Davis u. M. J. Goodkind (*17*), 53, 70, 93, *117*

— s. Davis, J. O. (*83—85, 87*), 53, 55, 84, 93, 96, *120*

Ball, M. R. s. Corsa jr., L. (*72*), 15, 17, *119*

Prader, A., A. Spahr u. R. Neher (*348*), 3, *133*
— E. Gautier, R. Gautier u. D. Naef (*349*), 108, *133*
Prentice, T. G., W. Siri, N. J. Berlin, G. M. Hyde, R. J. Parsons, E. E. Joiner u. J. H. Lawrence (*350*), 7, *133*
Primrose, T. s. Venning, E. H. (*454*), 63, *139*
Pritchard, W. H. s. Funkhouser, R. K. (*143*), 65, *123*
— s. Seymour, W. B. (*397a*), 86, *135*
Pronove, P. P. s. Bartter, F. C. (*27*), 49, 50, *117*

Querido, A. s. Moolenaar, A. J. (*308*), 42, *131*
Quilligan, E. s. Barnes, A. (*23*), 100, *117*

Rader, B. s. Eichna, L. W. (*109, 110*), 80, *121*
Rado, J. P., G. Blumenfeld u. S. Hammer (*351*), 108, *133*
Ramiez, E. s. Conn, J. W. (*71*), 110, *119*
Ranson, S. W. s. Fisher, D. (*128a*), 35, *122*
— u. H. W. Magoun (*352*), 35, *133*
Rausch-Stroomann, J. G., D. Glaubitt u. F. Kapischke (*353*), 47, *133*
Rauschkolb, E. W., u. G. L. Farrell (*354, 355*), 55, 56, *133*
— s. Farrell, G. L. (*124—126*), 49, 55, 56, *122*
Ravenni, G. s. Guideri, R. (*178*), 54, *125*
— s. Lenzi, F. (*248*), 50, 54, 85, *128*
Read, A. E. s. Kerr, D. (*220*), 110, *126*
Read, R. C. (*356*), *133*
Reddy, W. J. s. Crabbé, J. (*75, 76*), 47, 55, *119, 120*
— s. Hernando, L. (*191*), 54, *125*
— s. Ross, E. J. (*369*), *134*
— s. Thorn, G. W. (*440*), 109, *138*
Redgate, E. s. Newman, A. E. (*332, 333*), 56, *132*
Reeves, J. L. s. Henry, J. P. (*186*), 38, *125*
Reich, E. s. Henschler, D. (*188*), 108, *125*
Reichstein, T. s. Simpson, S. A. (*404 bis 406*), 40, *136*
Reinberg, A. s. Baulieu, E. E. (*33*), 60, *117*

Rellman, A. S. s. Epstein, F. H. (*116*), 38, 54, *122*
— s. Hudson, J. B. (*203*), 56, *126*
Renaud, H. s. Vesin, P. (*469*), 96, *139*
Renkin, E. M., u. J. R. Pappenheimer (*357*), 20, *133*
Renold, A. E., J. Crabbé, L. Hernando-Avendano, P. H. Nelson, E. J. Ross, K. Emerson u. G. W. Thorn (*358*), 109, *133*
— s. Dingman, J. F. (*99*), *121*
— s. Hernando, L. (*191*), 54, *125*
— s. Ross, E. J. (*368*), 45, 61, 100, *134*
— s. Thorn, G. W. (*439, 440*), 66, 109, *138*
Renzi, A. A., M. Renzi, J. J. Gaunt u. R. Chart (*359*), 47, *133*
— s. Gaunt, R. (*159*), 55, *124*
Renzi, M. s. Renzi, A. A. (*359*), 47, *133*
Rhomberg, F. s. Siegenthaler, W. (*398e, 399, 400*), 103, *136*
Riecker, G. (*360*), 66, *133*
— u. M. v. Bubnoff (*361, 362*), 46, 66, *133, 134*
— s. Koczorek, Kh. R. (*224*), 59, *127*
— s. Schwiegk, H. (*396a*), 6, 78, *135*
— s. Wolff, H. P. (*509*), *141*
Riemer, A. D. (*363*), 107, *134*
Riondel, A. s. Jones, K. M. (*212*), 63, *126*
Riondel, A. M. s. Muller, A. F. (*319 bis 325*), 49, 50, 54, 55, 76, 85, 107, 108, *131, 132*
Riva, G. (*364*), 65, *134*
Rivera, A. s. Ross, E. J. (*369*), *134*
Robel, P. s. Baulieu, E. E. (*33, 34*), 60, *117, 118*
— s. Siguier, F. (*402*), 60, *136*
Roblin, R. O., u. J. W. Clapp (*364a*), 105, *134*
Rodeck, H. (*365*), 24, *134*
Rodgers, C. E. s. Warner, G. F. (*475a*), 66, *140*
Roller, D. s. Molenaar, H. (*303a*), 86, *131*
Romani, J. D., M. Albeaux, J. Chabot, A. Keller u. H. Larrieu (*366*), 61, 100, *134*
Rosch, P. J. s. Goldsmith, R. S. (*167*), 61, 100, *124*
Rosenbaum, J. D. s. Strauss, M. B. (*433*), 38, 54, *137*

Sachverzeichnis

Kursive Seitenzahlen weisen auf die ausführlichere Besprechung des betreffenden
Stichworts hin